Fourth Edition

한국전문소생술

Korea Advanced Life Support (KALS)

대한심폐소생협회
Korean Association of CardioPulmonary Resuscitation

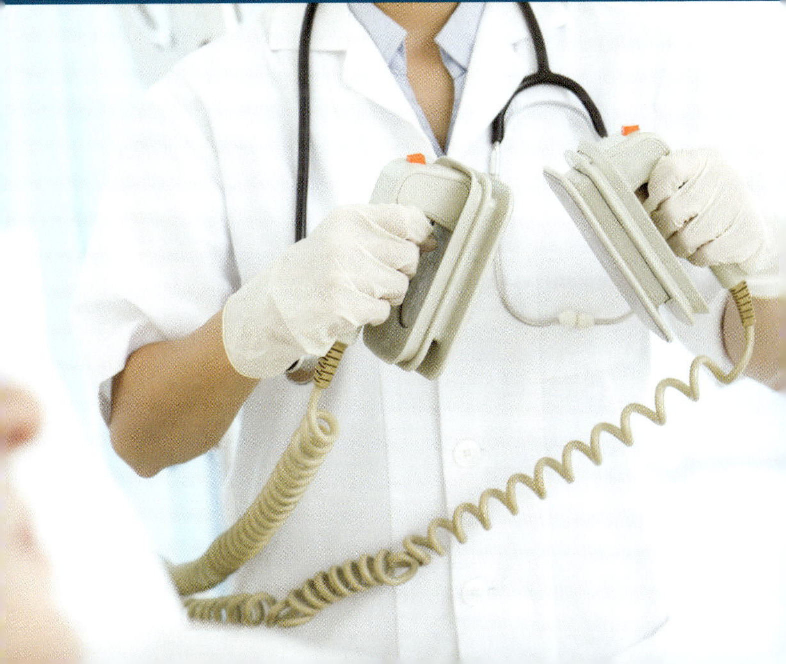

Provider Manual of Korea Advanced Life Support(KALS)

한국전문소생술(KALS)

첫째판 1쇄 발행 | 2012년 3월 21일
둘째판 4쇄 발행 | 2016년 3월 23일
셋째판 1쇄 발행 | 2016년 10월 21일
셋째판 2쇄 발행 | 2017년 1월 20일
셋째판 3쇄 발행 | 2017년 6월 9일
셋째판 4쇄 발행 | 2018년 1월 3일
셋째판 5쇄 발행 | 2018년 4월 16일
셋째판 6쇄 발행 | 2018년 8월 17일
셋째판 7쇄 발행 | 2019년 6월 10일
셋째판 8쇄 발행 | 2020년 2월 3일
셋째판 9쇄 발행 | 2021년 5월 4일
넷째판 1쇄 발행 | 2021년 11월 5일
넷째판 2쇄 발행 | 2022년 1월 14일
넷째판 3쇄 발행 | 2022년 7월 6일
넷째판 4쇄 발행 | 2023년 2월 20일
넷째판 5쇄 발행 | 2024년 1월 8일
넷째판 6쇄 발행 | 2024년 7월 19일
넷째판 7쇄 발행 | 2025년 6월 5일
넷째판 8쇄 발행 | 2026년 2월 12일

지 은 이 대한심폐소생협회 KALS 위원회
발 행 인 장주연
출판기획 최준호
편집디자인 조원배
표지디자인 김재욱
일러스트 유학영
발 행 처 군자출판사(주)
등록 제4-139호(1991. 6. 24)
본사(10881) **파주출판단지** 경기도 파주시 회동길 338(서패동 474-1)
전화(031) 943-1888 팩스(031) 955-9545
홈페이지 | www.koonja.co.kr

ISBN 979-11-5955-771-2

정가 10,000원

한국전문소생술

Korea Advanced Life Support (KALS)

Fourth Edition

집필진

주 편집위원

박승민 서울대학교 의과대학 응급의학과

저자(가나다순)

김용원 동국대학교 의과대학 응급의학과
김정윤 고려대학교 의과대학 응급의학과
박승민 서울대학교 의과대학 응급의학과
박효은 서울대학교 의과대학 서울대학교병원 강남센터
오영택 서울대학교 의과대학 응급의학과
오재훈 한양대학교 의과대학 응급의학과
위 진 가천대학교 의과대학 심장내과
이귀자 경동대학교 응급구조학과
이정아 한림대학교 의과대학 응급의학과
장동현 고려대학교 의과대학 응급의학과
정우진 연세대학교 원주의과대학 응급의학과
차경철 연세대학교 원주의과대학 응급의학과

감수위원

김기운 순천향대학교 의과대학 응급의학과
노상균 선문대학교 응급구조학과
박신율 영남대학교 의과대학 응급의학과
신태용 아산충무병원 응급의학과
오윤희 서울아산병원 시뮬레이션센터
윤영훈 고려대학교 의과대학 응급의학과
이슬기 동의과학대학교 응급구조과
주은아 가톨릭대학교 서울성모병원 간호행정교육팀

일러두기

이 책은 한국전문소생술 제공자과정의 매뉴얼로 2020년 한국 심폐소생술 가이드라인(2020, 질병관리청, 대한심폐소생협회)을 기본으로 집필하였으며, 미국심장협회(American Heart Association)과 유럽소생위원회(European Resuscitation Council)의 가이드라인을 참조하였습니다.

의학은 지속적으로 변하는 응용과학의 분야로 이 책을 통한 정보는 인쇄된 현 시점에서만 유효합니다. 내용에 대한 독자의 해석은 다양할 수 있고, 또한 새로운 의학 정보의 빠른 도입으로 실제 현장에서 적용할 때에 발생하는 문제는 이 책의 저자와 발행인에 있지 않음을 밝힙니다.

머리말

"심장정지 치료에서 실질적인 매뉴얼이 되길 바랍니다."

2012년 첫 판에서부터 벌써 9년의 세월이 흘러 한국전문소생술(Korean Advanced Life Support;KALS) 4판을 맞이했습니다.
전문소생술은 모든 의료인이 위기 상황에 신속히 대응할 수 있도록 반드시 익혀야 하는 지식이자 술기입니다. 대한심폐소생협회는 한국전문소생술 교육 과정의 개선과 발전을 위해 꾸준히 노력하였고, 현재 유수의 병원에서 모든 의료진을 위한 기본 교육으로 자리잡을 만큼 프로그램의 우수성을 인정받고 있습니다. 이 책은 전문소생술 과정에 필요한 지식과 술기 및 팀 소생술의 중요성에 대해 교육생들이 직관적으로 이해할 수 있도록 내용을 구성하였습니다.
특히 전문소생술 과정에서 일어나는 흔한 문제점들, 치료에 놓치거나 간과하기 쉬웠던 문제들을 Information (i)과 주의( ) 표시를 넣어 한 번 더 숙지할 수 있도록 표시하여 강조하였습니다.
휴대의 편의성을 위해 포켓형과 e-book의 형태로 제작된 만큼 응급환자의 진료현장에서 실질적 도움이 되기를 바랍니다.
이 책을 발간함에 있어 함께 고생해 주신 모든 집필자 분들을 대신하여 서로에게 감사함을 표하며, 시종일관 책의 발간을 위해 곁에서 도움을 주신 군자출판사 관계자 분들께도 감사드립니다. 모두 수고하셨습니다.

2021년 10월

편집총괄 서울의대 박 승 민

인사말

"한국전문소생술 교육프로그램이 소중한 생명을 지켜줄 수 있길 기원합니다"

대한심폐소생협회 한국전문소생술분과는 '과학적이고 임상에 즉각 적용 가능하며, 우리나라 환경을 반영한 전문소생술 교육프로그램의 개발'을 목표로 2009년부터 끊임없는 노력과 다양한 시도를 통해 완성도 높은 교육프로그램 개발에 매진해 왔습니다. 이에 우리나라의 많은 병원과 교육기관에서 다수의 의료진과 학생을 대상으로 한국전문소생술 교육과정을 운영하고 있으며, 그 유효성과 중요성을 인정받고 있습니다.

한국전문소생술 4판은 2020년 개정된 한국심폐소생술 가이드라인과 미국심장협회 및 유럽소생위원회 가이드라인을 참조하여 새롭게 집필한 교육자료로서 진료 현장에서 반드시 알아야 하는 내용들을 알기 쉽게 설명하기 위해 최선을 다하였습니다. 특히 집필에 참여하신 많은 저자들이 2020년 한국심폐소생술 가이드라인 개정에도 함께 참여하셨기에 내용의 완성도가 높다고 자부합니다.

책자의 집필을 위해 많은 시간을 함께 해주신 저자님들 및 한국전문소생술 교육의 발전을 위해 애써 주시는 모든 강사님들이 계셨기에 오늘의 큰 성과를 함께 할 수 있었다고 생각하며, 항상 큰 관심으로 격려해 주시는 황성오 이사장님과 정성필 사무총장님을 비롯한 대한심폐소생협회 임원진들께도 깊은 감사의 말씀을 드립니다.

2021년 10월
대한심폐소생협회 ALS 위원회
ALS 위원장, 연세원주의대 김 현
KALS 분과장, 연세원주의대 차 경 철

목차

Chapter 6-4 제세동

Chapter 6-5 전문소생술 중 약물 투여

Chapter 6-6 체외순환 심폐소생술

Chapter 6-7 코로나바이러스감염증-19 환자 혹은 감염 의심 환자의 전문소생술

1
CHAPTER

병원내 심장정지의 현황, 교육 정책, 질 관리

서울대학교 의과대학 서울대학교병원 강남센터 **박효은**

병원내 심장정지의 현황, 교육 정책, 질 관리

국내 현황

매년 발표되는 통계청 자료에 따르면 우리나라는 현재 연간 대략 3만 건(표준화 발생률: 인구 10만명당 38명)의 급성 심장정지가 발생한다. 2019년 기준으로 30,782건의 급성 심장정지가 보고되었고, 이 중 97.6%인 30,068건이 20세 이상의 성인에서 발생하며 남자가 약 65%를 차지한다. 전체 생존율은 8.7%(2,623건)로 알려져 있는데, 이 중 Cerebral Performance Category Scale 1,2점에 해당하는 좋은 신경학적 예후는 1,635건 (5.4%)에 지나지 않았다. 목격자가 있는 급성 심장정지 환자 13,939건(46%) 중 일반인 심폐소생술은 6,694건(24.7%)에서만 시행되었다.

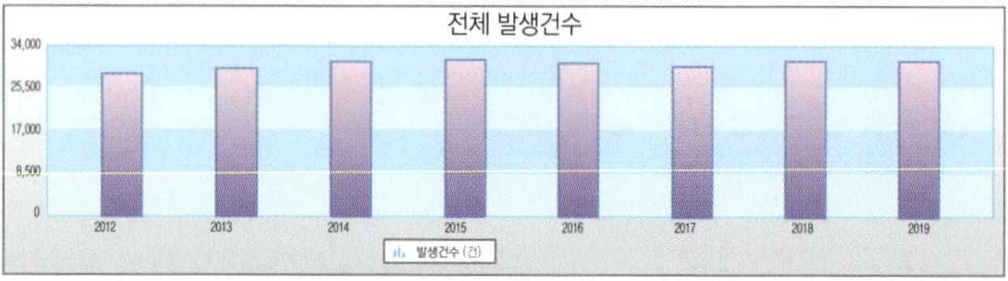

● 그림 1-1. 연도별 국내 급성심장정지 발생건수(통계청 사망자료)

심장정지는 크게 병원내 심장정지와 병원밖 심장정지 두 종류로 나눌 수 있는데, 비공공기관에서 발생한 급성 심장정지 중 가장 많은 비율이 가정에서 발생(11,898건, 39.3%)한 것으로 알려져 있다.

기본소생술은 전 인구를 대상으로 상당히 광범위하며, 다양한 교육 주체, 교육에 대한 효과성, 질 관리 등 여러 가지 면에서 어려움이 있는 반면, 병원내에서 시행하는 전문소생술은 상대적으로 교육대상이 명확하고, 그 효과를 즉시 파악할 수 있으며 평가지표를 이용하여 질 관리를 체계적으로 할 수 있는 여러 가지 장점이 있다. 그러나 우리나라의 병원 현실과 평가 시스템으로 인해 병원내 심폐소생술의 지속적인 교육과 관리는 매우 힘든 실정이다. 미국의 경우 전수 조사는 아니지만, 국가 주도로 2000년부터 조사를 시작하였고, 가까운 대만(2003년)과 일본(2008년)에서도 이미 다기관 또는 국가 등록체계를 갖추고 있다. 우리나라도 병원밖 심장정지가 등록체계를 갖춘 것과 마찬가지로 병원외 심장정지를 레지스트리화하고 있으며 병원별로 병원내 심정지에 대한 등록체계를 자체적으로 운영하고 있다.

> i
> 미국 전체 병원내 심장정지 등록은 국가에서 American Heart Association (AHA)으로 이관되어 2003년부터 결과를 내고 있으며 Get with the guideline(GWTG)란 이름으로 진행되고 있다.

> 전문소생술 교육은 한번 시작하면 매년 지속적으로 진행되기 때문에 전체 로드맵과 함께 여러 임상과가 협조하여 같이 정교하게 계획해야 한다. 소수의 핵심 인력이 조급하게 시작하게 되면 지속성을 담보하기 매우 힘들다. 또한, 좋은 강사를 충분히 확보해야 하고 원내 강사들과 교육의 질 관리를 위해 꾸준하게 최선을 다해야 한다.

국내 병원내 심장정지(IHCA)의 심폐소생술 결과

우리나라의 경우 공식적으로 병원별로 결과가 공개되어 있지는 않으나 통계청 자료에 의하면 생존 퇴원율은 8.7%에 지나지 않는 것으로 알려져 있으며, 이는 병원밖 및 병원내 심장정지를 합한 결과이다. 미국의 경우 병원내 심장정지에 대해 GWTG를 시작하면서 생존 퇴원율이 13.7% (2000년)에서 22.4% (2009년)로 증가하고 뇌 기능 회복률이 개선된다고 보고하였다. 우리나라의 경우 상급 종합병원 규모의 병원에서 발생하는 심장정지 시 생존율을 대략 20% 내외로 추산한다. 국내 한 상급 종합병원의 경우 KALS 교육 시행 전에는 중요성에 대한 인식이 없어 정확한 기록조차 제대로 되어 있지 않았다. 하지만 2021년 현재 11년째 연간 220여 차례씩 전체 전공의 1-3년 차를 포함한 원내 대상자 4000여 명에게 한국형 심폐소생술 교육을 지속적으로 시행하고 있고, 전체 교육대상자의 교육 이수율은 97%이다.

병원내 심장정지 결과는 입원환자 분포가 병원의 규모, 전문병원마다 다르고 병원 간 차이가 날 수 있기 때문에 그 병원의 수준을 평가하는 자료로 활용되는 것은 적절하지 않다. 다만, 심장정지 환자의 생존율을 향상시키고 제대로 된 심폐소생술을 시행하기 위한 질관리 시스템을 운용하는 것이 더욱 중요하겠다.

신속대응팀(Rapid Response System)의 도입 및 운영 현황

병원에서 발생하는 사망이나 심장정지와 같은 위해 사건은 60-70%는 예방이 가능한데(Gallhotra et al.,2007; Hodgetts et al.,2002), 그 이유는 병원내 심장정지 환자에서 심장정지 발생 8-24시간 전에 환자 상태 악화가 관찰되기 때문이다(Kause et al.,2004; Schien et al.,1990). 병동에서 악화되는 환자를 미리 발견하여 심장정지, 병원내 사망률과 비계획적 중환자실 입실을 감소시키기 위하여 1990년대 미국, 호주, 영국 등에서 Rapid Response System (RRS)이 도입되었다. 일반적으로 중환자실 의사, 중환자실 근무 경험을 가진 간호사 등으로 구성되어 있으며, 구성 형태에 따라 Medical Emergency Team (MET), Rapid response team (RRT) 또는 Critical care outreach team으로 알려져 있다. 미국심장협회 전문소생술 가이드라인에서도 2015년 개정부터 점점 신속대응 시스템을 통한 심장정지 발생 예방 및 빠른 대응에 중점을 두고 있다. 2015년 미국심장협회(AHA) 가이드라인 생존사슬에서 첫 번째 단계가 빠른인지(Early recognition)로 변경되었으며, 2020년 가이드라인에서는 능동적 감시 및 예방(Surveillance and Prevention)으로 통합되어 예방을 포함한 생존의 공식(formula of survival)으로 확대되었다.

국내에서는 2008년 한 상급 종합병원에서 Medical Alert Team (MAT)이라는 명칭으로 처음 신속대응 시스템을 도입하였다. MAT는 전자의무기록 기반의 스크리닝 시스템을 통해 병동에서 악화되는 환자를 조기에 발견하고, 병동 의사나 간호사에 의해 도움 요청된 환자의 치료계획을 논의하거나 약물치료, 진단적 검사, 기관내삽관, 중심정맥관이나 동맥관 삽입 등 침습적 시술, 심폐소생술 지원 업무를 하고 있다. 이 외 다수의 병원에서 자체적으로 신속대응팀을 마련하여 운영하였고, 2019년부터 병원내 신속대응 시스템 마련을 위한 시범사업을 본격적으로 시작하였다. 300 병상 이상의 종합병원이나 상급 종합병원에서 18세 이상의 입원환자를 대상으로 2019-2022년 3년간 시행기간을 두고 사업을 시작하였고, 운영시간, 전담인력, 장비 구비 현황에 따라 3군으로 분류하여 인력을 제공하고 있다. 현재 시범사업에 참여 중인 한 병원의 자료에 의하면 신속대응시스템이 활성화되었던 환자들의 평균 생존 퇴원율은 61%로 보고되었다.

병원내 심장정지 치료의 어려움과 시뮬레이션 교육의 필요성

병원은 보통 응급의학과/내과/마취과/소아과 등의 임상과 의사를 주축으로 심폐소생술 대응팀(code blue team)이 편성되어 운영되고 있으며, 보통 접근성을 고려하여 환자 발생 위치에 따라 임상과를 나누는 방식을 택한다. 그러나 다양한 임상과가 서로 간의 협업에 대한 교육 훈련 또는 시뮬레이션 없이 혼잡한 상황을 겪는다는 점에서 단일과 치료와 큰 차이를 보인다. 또한 전문소생술은 최소 6명의 인원이 팀워크를 이뤄서 진행되는데, 보통의 경우 초반 10여 명 이상의 많은 인원이 좁은 공간 내에서 소통이 미흡한 상태로 암묵적, 수동적, 자리 차지하기 식으로 각자의 일을 하는 상황이 현재 심장정지 치료의 현실이라고 할 수 있겠다. 따라서 심폐소생술 교육 시 시뮬레이션 및 역할분담 교육을 통해, 필요한 인원을 적절하게 배치하는 방법을 익힘으로써 실제 상황이 발생했을 때 적용할 수 있도록 하는 것이 중요하다.

한국 전문소생술의 시뮬레이션 교육법에 대해서는 5장에 더 자세히 기술되어 있다.

심폐소생술 질 관리: 코드 블루팀 활동의 평가

질 관리 활동에서 코드 블루팀의 평가는 매우 중요하다. 단지 신속하게 현장에 도착했는가? 인력은 적절한가? 등의 숫자로 나타낼 수 있는 결과들 외의 아래와 같은 다양한 질적 평가를 동시에 수행해야 한다.

코드블루팀 활동 평가서 예시

항목	부적절	미흡	적절
팀 리더가 분명히 지정되었는가?			
현장은 잘 정돈되고 조용한가?			
제세동기가 신속하게 적용되었는가?			
CPR이 즉각적으로 시작되었는가?			
가슴압박 중단이 최소화되었는가?			
CPR이 고품질로 진행되었는가?			
제세동 사이에 중단이 최소화되었는가?			
기도가 효과적으로 고정되었는가?			

전체적 평가:

병원 의료인을 위한 전문소생술 교육

현재 병원 질 관리를 위한 평가 기준에는 심폐소생술 교육을 최소 2년에 한 번 시행하도록 규정하고 있으나, 구체적인 교육 방법이나 근거는 명확하게 제시되어 있지 않다. 대한심폐소생협회는 한국 전문소생술(KALS) 교육을 확산하여 국내 전문소생술 교육을 확산하는 데 주도적 역할을 하고 있고, 국내 여러 병원에서도 KALS 교육 과정을 이용한 의료인 전문소생술 교육을 확대하고 있다.

병원내 심폐소생술 교육을 위한 준비와 조건은 다음과 같이 정리할 수 있다.

- 의료기관평가에서 병원내 의료인과 비의료인에 대한 교육 프로그램을 차등화하기 위하여 '[직종에 맞는] 심폐소생술 교육을 실시하도록 한다'. 라고 권고를 해야 하며, 병원 또한 교육의 효율을 높이고 생존율을 향상하기 위한 올바른 교육을 선택하여 권장해야 한다.
- 병원 운영진은 전문소생술 교육의 중요성을 인식하는 것이 필수적이며, 실행을 위하여 전담 위원회를 구성하고, 별도의 예산을 편성하여 이를 집중 관리할 전담 직원을 배정해야 한다. 또한 교육장을 지정하고, 전문소생술 시뮬레이션 장비 및 소모품의 구비 등도 필요하다.
- 초기에 교육을 위한 프로그램의 도입, 강사 개발에 최우선적으로 집중하고, 로드맵을 정한 후 교육을 진행해야 한다. 적절한 수의 강사가 개발되기 전 바로 교육을 시행하는 것은 교육의 지속성을 담보하기 힘들다. 이는 교육의 핵심인 강사들이 지치면 결국 교육의 질은 낮아지거나 교육 자체가 취소될 수 있으며, 다시 시작하려고 할 때 더욱 큰 저항으로 다가올 가능성이 크기 때문이다.
- 지속적인 질 관리(CQI)는 병원내 심폐소생술 결과(생존 퇴원율, 퇴원 시 뇌 기능 회복률 등)를 측정하고, 이를 지표로 삼아 규칙적으로 관리할 수 있어야 한다.

전문소생술 교육방법의 다양화

2020년 미국심장학회에서 update한 새로운 전문소생술 가이드라인의 가장 큰 변화는 교육 부분이라고 볼 수 있다. 새로운 교육방법과 기술적 발전에 힘입어 교육을 분산하고, 비대면으로 시행 가능한 플랫폼 기반의 교육이 개발되었고, 이를 이용한 각종 교육 방법들을 제시하고 있다. 2020년 한국 심폐소생술 가이드라인 또한 전통적인 이론과 시뮬레이션 실습, 테스트를 통합 운영하여 기존의 전문소생술 교육의 대면 교육시간을 줄이기 위한 복합교육방법(blended learning approach)의 일환으로 이러닝(e-learning)을 제공할 것을 권고하고 있다. 비대면 교육 모듈을 이용한 다양한 교육방법이 제시되어 컴퓨터를 가상현실/가상환자/증강현실을 이용한 교육을 특정 상황에서 고려하도록 권고하고 있고, 국내 상용화된 일부 소생술 교육 비대면 플랫폼과 국외 고빈도 교육방법인 Resuscitation Quality Improvement (RQI) 프로그램 등도 일반인 비대면 심폐소생술 교육과 의료 종사자 보수교육/재교육 학습방법으로 활용할 수 있도록 제시하고 있다. 또한, 심폐소생술 관련 교육을 받는 교육생에게 한 번에 제공되는 전통적인 교육인 집중 학습("massed" learning) 대신에 일정기간에 걸쳐 수회 교육 또는 재교육을 받는 방법인 분산 학습("spaced" learning)을 고려할 수 있다고 권고하고 있다.

교육방법에 대한 보다 자세한 내용은 2020년 개정된 한국 전문소생술 가이드라인을 참고하길 바라며, 새로운 가이드라인의 병원별 적용은 아직 준비단계이다.

2
CHAPTER

심장정지 치료의 개관

동국대학교 의과대학 응급의학과 **김용원**

심장정지의 치료 단계

> **소생 고리 단계**
> 2020년 가이드라인에서는 심장정지의 인지와 구조요청을 하나의 단계로 묶고, 전문소생술과 소생후 치료를 각각의 단계로 제시하였다. 또한, 병원밖과 병원내 심정정지의 생존사슬을 분리하여 제시하였는데, 그 차이는 첫 번째 고리에 있다.

생존사슬(chain of survival)은 심장정지가 발생한 사람의 생존 가능성을 높이기 위한 가장 중요한 요소의 연결고리이다. 아래의 그림은 5개의 연속된 단계로 구성된 병원밖과 병원내 심장정지의 생존 사슬이다.

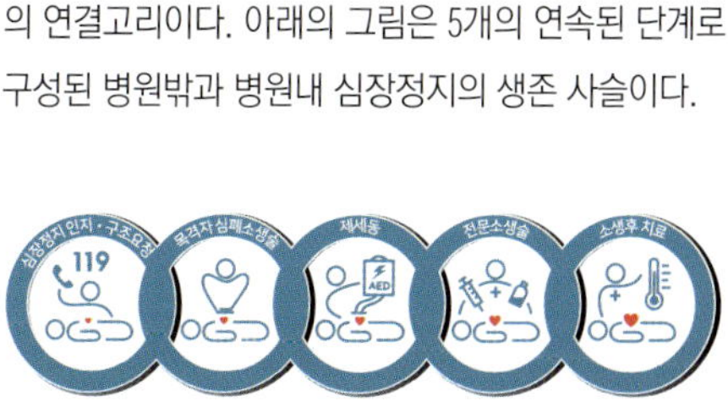

● 병원밖 심장정지의 생존사슬

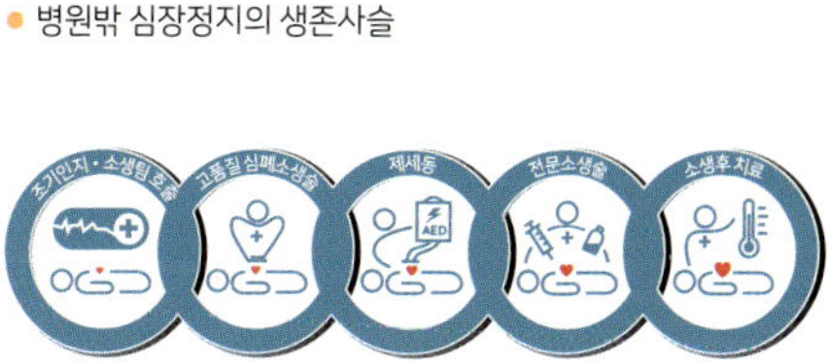

● 병원내 심장정지의 생존사슬

흔한 실수
아래의 사항은 호흡과 맥박이 없는 심장정지 환자에게 흔히 저지르는 실수로 초기 심폐소생술을 지연시켜 소생률을 저하시키고 신경학적 예후를 악화시킨다.
1. 동공 반사 확인
2. 혈압 측정
3. 혈당 측정
4. 심부건반사 측정
5. 바빈스키 증후 확인

(제 1고리) 심장정지 인지(병원밖) · 조기 인지(병원내)와 구조 요청(병원밖) · 소생팀 호출(병원내)

생존사슬의 첫 단계는 환자를 발견한 목격자가 심장정지 발생을 인지하고 신속히 구조를 요청하는 과정으로 시작된다. 목격자가 심장정지 발생을 신속히 인지하여 구조 요청을 하면 심장정지 치료가 빨리 시작됨으로써 생존율이 향상된다. 따라서 심폐소생술 교육과정에는 심장정지 임상증상을 포함한 심장정지 인지에 관한 내용이 포함되어 있어야 한다. 병원에서는 심장정지 발생 전 나타나는 조기 경고 점수(early warning score)를 사용하고 심장정지 발생을 예방하고 대응할 수 있는 신속대응팀(rapid response team) 또는 원내응급팀(medical emergency team)을 운영하는 것을 권고한다.

심장정지 인지 후
심장정지가 발생한 사실을 인지하면 자리를 떠나지 말고 크게 소리쳐서 소생팀 및 제세동기를 요청하고, 기본소생술을 시행해야 한다.

구조 요청 또는 소생팀 호출은 목격자가 심장정지를 인지한 후 가장 먼저 해야 하는 행동이다. 병원밖에서는 목격자가 주변 사람에게 구조를 요청하고 119에 전화함으로써 응급의료체계가 활성화된다. 병원내에서는 주변 의료인에게 도움을 요청하고 전문소생팀을 호출함으로써 구조요청 과정이 시작된다.

신속한 가슴압박
심장정지를 인지한 직원(또는 목격자)은 소생팀 또는 의사 도착 전에 반드시 가슴압박을 시행하고 있어야 한다.

(제 2고리) 고품질 심폐소생술

심장정지를 인지한 목격자는 즉시 심폐소생술을 시행해야 한다. 목격자에 의한 심폐소생술이 시행된 경우에는 시행되지 않은 경우보다 심장정지 환자의 생존율이 약 4배까지 높아진다. 병원밖 심장정지 환자에게 가슴압박 소생술을 한 경우와 표준 심폐소생술(인공호흡 포함)을 한 경우에 생존율 차이는 없다고 알려져 있다. 따라서 일반인 목격자가 심폐소생술을 할 때, 인공호흡을 할 의지가 없거나 교육받지 못한 구조자의 경우에는 가슴압박소생술을 하도록 권고한다.

고품질의 심폐소생술을 위해서는 적절한 가슴압박의 위치, 깊이, 속도뿐만 아니라 가슴압박 중단의 최소화, 압박 후 완전한 가슴 이완, 과호흡 방지 등이 필요하다. 병원 직원은 주기적으로 심폐소생술 훈련을 받아야 하며, 심장정지 환자에게 고품질 심폐소생술을 제공해야 한다.

(제 3고리) 제세동

갑자기 발생한 심장정지 환자의 가장 중요한 심장 리듬은 심실세동이며 심실세동의 유일한 치료 방법은 전기적 제세동이다. 심실세동이 발생한 후 제세동이 1분 지연될 때마다 생존율이 7-10%씩 감소하기 때문에, 도움 요청과 동시에 제세동기를 가져오게 하여야 하고, 필요한 경우 제세동을 신속히 시행해야만 한다.

> **i 제세동**
> 기본 심폐소생술에서는 자동제세동기(자동심장충격기)가 제세동 필요여부를 안내하며, 전문심폐소생술에서는 의료종사자가 수동제세동기에 나타나는 심전도 리듬을 분석하여 제세동 여부를 결정한다.

병원밖 심장정지 환자에서 목격자가 일반인 제세동을 한 경우 제세동하지 않았을 때에 비하여 뇌 기능 회복 생존율이 2배 정도 증가한다고 알려져 있다. 우리나라는 다중 이용 시설 등 심장정지 발생 가능성이 큰 장소에 자동심장충격기 설치를 의무화하고 있어서 자동심장충격기가 비교적 널리 보급되어 있는 국가이다. 하지만, 근래 우리나라의 병원 전 단계에서 일반인에 의해 자동심장충격기가 사용된 비율은 1% 정도에 불가하다. 따라서 일반인이 자동심장충격기를 적절히 사용할 수 있도록 제세동 교육 프로그램이 확산되고 활성화되어야 한다.

병원내에서도 수동제세동기를 자주 사용하지 않거나, 심전도 판독 능력이 부족한 의료진이 근무하는 장소에 자동심장충격기를 설치하고, 주기적으로 직원들에게 올바른 사용방법을 교육하여, 심장정지가 발생했을 때 즉시 자동심장충격기를 사용할 수 있어야 한다. 또한 소생팀은 제세동을 필요로 하는 리듬 여부와 제세동기 사용법을 숙지하고 있어야만 한다.

(제 4고리) 전문소생술

가슴압박 중단의 최소화
전문소생술 중에도 기본소생술의 주요 치료 술기인 '가슴압박'이 흐트러지면 안된다. 가슴압박이 지속적으로 잘 수행될 수 있다고 판단될 때에 신속하게 정맥로 확보 및 전문기도 확보 등의 침습적 술기를 시행한다. 또한 초음파 등의 사용에 있어서도 가슴압박 중단을 피할 수 있는 부위에서 관찰 또는 리듬확인 도중에 관찰하여 압박 중단을 최소화해야 한다.

심폐소생술과 제세동을 포함한 기본소생술에도 자발순환이 회복되지 않는 환자에게는 정맥로 확보, 혈관수축제(에피네프린)와 항부정맥제(아미오다론 또는 리도카인)를 포함한 약물 투여, 전문기도유지술 등의 전문소생술을 시행해야 한다.

심폐소생술이 진행되는 짧은 시간 동안 다양한 술기 및 약물 투여가 신속히 수행되어야 하기 때문에 우선 순위의 결정이 중요하며, 리더뿐 아니라 다수 소생팀원들의 효율적인 전문소생술을 위한 팀 훈련이 필요하다.

병원밖 심장정지 치료 과정에서 법률적 제약이 없다면, 현장 구급대원은 의료지도를 받아 약물주사를 위한 정맥로 확보, 에피네프린 투여, 전문기도기 삽관을 포함한 전문소생술을 시행할 수 있다. 현장에서의 전문소생술이 병원밖 심장정지 환자의 생존율을 높이는지에 대해서는 아직까지 논란이 있다. 따라서 구급대원은 현장 심폐소생술을 하는 과정에서 지도의사의 의료 지도에 따르며 환자의 이송 시기를 결정할 것을 권고한다.

병원내 심장정지 치료 과정에서 전문소생술팀은

통상적인 제세동, 약물투여와 더불어 가용한 경우에 현장진료 초음파의 사용, 체외순환 심폐소생술을 포함한 고도의 전문소생술 시행을 고려할 수 있다. 체외순환 심폐소생술을 포함한 고도의 전문소생술이 시행되는 빈도가 낮으므로, 병원 전문소생술팀은 고도의 전문소생술을 신속히 할 수 있도록 훈련되어 있어야 한다.

> 심장정지로부터 순환 회복된 환자는 적절한 시설, 인력, 장비를 보유한 의료기관으로 이송하여 소생 후 치료와 신경학적 후유증에 대한 재활치료를 할 것을 권고한다.

(제 5고리) 소생 후 치료

소생 후 치료는 심장정지후 생존율과 신경학적 예후를 증가시키기 위한 생존사슬의 중요한 마지막 요소이다. 자발순환이 회복된 모든 심장정지 환자는 소생 후 통합치료를 위해 집중치료시설에 입원하여 심장정지 유발 원인에 대한 진단 및 치료, 급성관상동맥 증후군에 대한 경피관상동맥중재술, 목표체온유지치료와 같은 추가적인 뇌 손상을 최소화하기 위한 집중치료, 그 외 허혈 및 재관류로 인한 다양한 장기 손상으로 나타날 수 있는 심장정지후 증후군의 치료를 받아야 한다. 또한 인지장애를 포함한 신경학적 손상과 예후를 평가하여 필요시 적절한 재활치료를 제공받아야 한다.

> 환자의 호흡이 약하고 통증 반응이 미약하다면 통상적으로 맥박과 혈압을 측정하고 심장정지 외의 원인을 조사하면 된다. 당황하여 심장정지 방송을 했다고 하더라도 문제가 되지 않는다. 이 경우 일부 병원에서 RRT or MET (Rapid response team, medical emergency team) 등의 이름으로 심장정지 전 단계의 중증환자를 호출하는 시스템을 운영하기도 한다.

심장정지 생존 환경

생존사슬의 각 요소는 심장정지 생존 환경에 영향을 받는다. 병원내 심장정지 생존 환경의 중요한 요소는 신속대응팀 운영, 직원 심폐소생술 교육, 병원내 심장정지 치료체계 구축, 평가 및 질 관리이다. 심장정지 생존 환경은 생존사슬의 각 요소를 효율화함으로써 생존사슬을 강화한다.

> 반응이 없으나 정상호흡을 보일 때는 회복 자세를 취해 입안의 이물이 흡인되는 것을 예방한다. 호흡이 없으나 정상 맥박이 만져지는 경우에는 소생팀이 도착할 때까지 기도를 개방하고 분당 10-12회의 인공호흡을 시행한다.

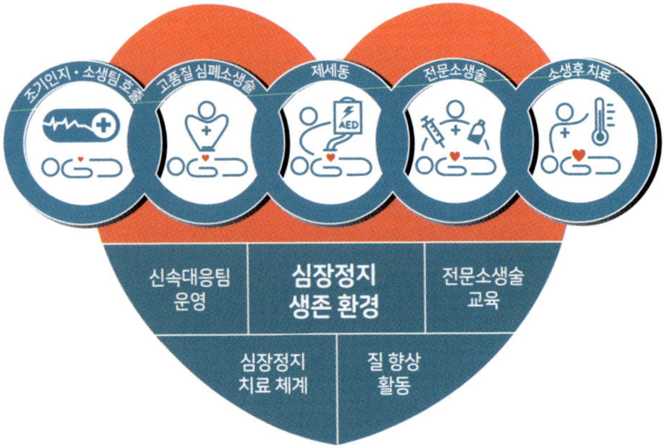

● 병원내 심장정지 생존 환경과 생존사슬

> **심장정지 호흡**
> (Agonal gasp)
> 환기효과는 없으면서 느리고 불규칙하게 헐떡이는 양상이 특징으로 심장정지 발생 초기의 40-60% 정도의 환자에게 나타날 수 있다. 심장정지 호흡은 빈사 호흡, 임종 호흡이라고도 불린다. 심장정지 호흡과 더불어 짧게 지속되는 경련까지 심장정지의 징후로 인지할 수 있어야 한다. 심장정지가 발생한 직후에는 뇌가 허혈상태로 빠지면서 5-10초 이내의 짧은 시간 동안 전신적 또는 국소적 근육경련이 동반될 수 있다.

심장정지 알고리즘

① 심장정지 인지 및 기본소생술

- 호흡과 자극에 대한 반응 확인: 맨 눈으로 환자를 볼 때 심장정지 환자에서 보일 수 있는 입 주변 청색증, 축 늘어진 자세, 차가운 피부 등을 확인하며 가슴이나 어깨를 가볍게 두드리면서 큰 소리로 외쳐 환자의 반응을 확인한다.
- 구조요청, 전문소생술팀 및 응급카트 요청: 반응이 없는 환자를 확인 시, 크게 소리를 질러 도움을 요청하거나 병원내 응급의료체계(예: 코드 블루)를 활성화하여 병원내 전문소생술팀을 호출한다. 되도록 환자 곁을 떠나지 말고 호흡과 맥박을 동시에 확인한다.

- 호흡과 맥박 동시 확인: 응급의료종사자는 호흡과 맥박(목동맥 확인; 넙다리 동맥을 동시에 확인할 수 있다)을 10초 이내로 동시에 확인한다. 비정상 호흡을 보이는 경우 심장정지 호흡 여부를 파악해야 한다.
- 호흡과 맥박이 없으면 즉시 가슴압박을 포함한 기본소생술을 실시한다.

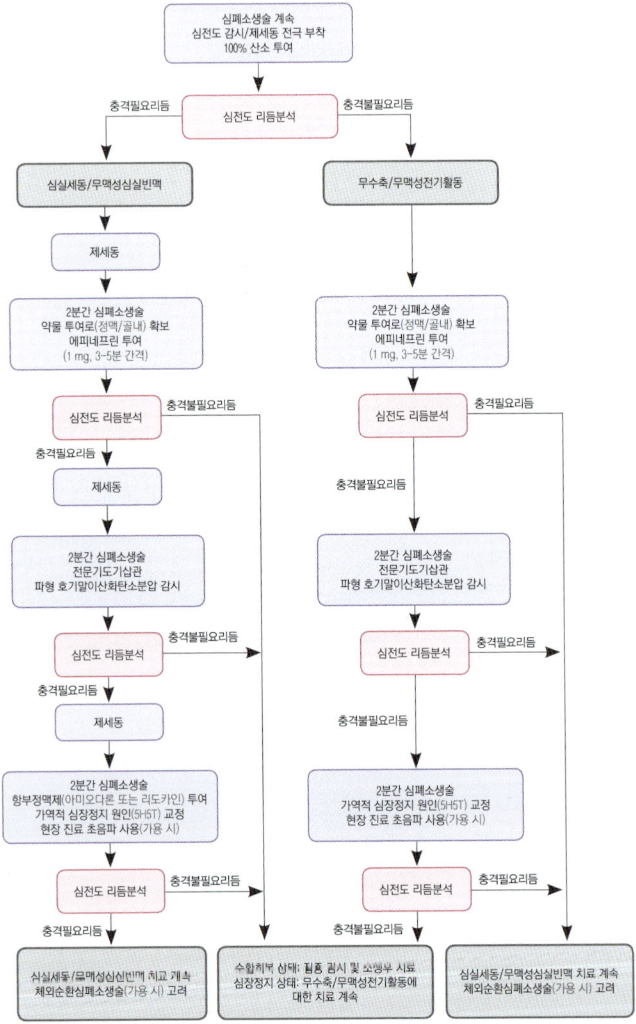

● 병원내 심장정지에 대한 전문소생술 순서

리듬 확인 시간
2분의 확인은 스마트폰의 타이머 기능을 사용하여 시간을 지속적으로 알려주는 것이 효과적이며, 2분이 지나면 가슴압박을 신속하게 교대하도록 한다. 리듬확인과 동시에 가슴압박을 교대하도록 한다.

② 심전도 리듬 확인

- 전문소생술팀이 현장에 도착하면 제세동기의 리드를 부착하여 즉시 심전도 리듬을 확인한다.
- 리듬이 심실세동(VF)이면 제세동 후 가슴압박, 무수축이면 바로 가슴압박
- 리듬이 심실빈맥(VT) 또는 구조화된 리듬이면 바로 10초 이내 맥박을 확인, 무맥성 심실빈맥(pVT)의 경우 제세동, 무맥성 전기활동(PEA)인 경우 즉시 가슴압박
- 리듬 확인 후 가슴압박 역할 교대

VF 또는 Asystole은 모니터를 통해 리듬 확인 후 맥박의 확인과정이 필요 없다. 이 경우 맥박뿐만이 아니라 혈압을 측정하라는 처방을 내리는 아주 잘못된 경우도 있다.

③ 제세동 시 전기 에너지량

- 이상파형(Biphasic): 120-200 J, 각 제품의 권장 에너지량을 준수, 제조사의 권장 에너지를 정확히 모를 때에는 최대 에너지 수준을 사용, 두 번째 혹은 그 이후 제세동은 더 높은 에너지로 증량
- 단상파형(Monophasic): 360 J

가슴압박은 전문기도 확보 전까지는 인공 호흡할 때, 심장 리듬을 확인할 때, 제세동을 시행할 때만 중단하는 것이 이상적이다.

④ 가슴압박과 백마스크 인공호흡

- 전문기도 확보 전까지 가슴압박과 인공호흡의 비율은 30:2
- 가슴압박: 흉골하부의 1/2지점, 약 5 cm 깊이, 100-120 회/분, 가슴압박 중단 최소화, 제세동 후 리듬/맥박 확인 없이 바로 가슴압박 시행
- 백마스크 인공호흡: 일회 호흡량 = 500-600 mL (1.5-2 L 백의 1/3), 기도를 개방하고 1회당 1초에 걸쳐 시행, 가능하면 100% 산소 투여(또는 10-12 L/min), 백마스크 인공호흡 시 가슴압박 잠시 중단

과환기 방지
과환기는 심폐소생술에 악영향을 미친다. 특히, 기관내삽관 후에도 팀리더는 '과환기 방지'를 위해 지속적으로 팀원들을 감시하고 요청해야 한다.

⑤ 정맥로 및 골내 주사로

- 정맥로 확보: 가슴압박을 효율적으로 할 수 있을 때 신속하게 시행
- 약물 주입시 덩이주사(bolus injection) 후 20 mL의 수액을 추가 주입
- 골내 주사로: 정맥로 확보가 어려울 때 고려, 수액 주입이나 약물 투여 가능, 검사를 위한 혈액채취 가능

⑥ 전문기도 확보와 환기

- 전문기도기(성문상 기도기 또는 기관내삽관): 가슴압박을 효율적으로 할 수 있을 때 확보, 기관삽관 시 가슴압박 중단 5초 이내
- 전문기도확보 후 환기: 속도 = 10회/분(6초 마다 1회 또는 가슴압박 10-12회마다 1회)
- 호기말이산화탄소분압 감시, 과환기 방지

약물사용
2020년 가이드라인에서는 불응성 심실세동/무맥성 심실빈맥 성인 심장정지 환자에게 아미오다론 또는 리도카인 투여를 권고하였고, 일상적인 마그네슘 사용은 권고하지 않았다.

⑦ 호기말이산화탄소분압 감시

- 기관삽관 후 감시할 것을 권장(기관삽관의 위치 및 환기의 적절성 확인, 심폐소생술 품질, 자발순환회복의 지표)

⑧ 약물

- 에피네프린: 1 mg 3-5분마다[또는 가슴압박 두 번 교대(4분) 시], 바소프레신 40 IU(첫 번째 또는 두 번째 에피네프린 대체 투여, 병원내 심장정지에서 고려)
- 항부정맥제: 불응성 심실세동과 무맥성 심실빈맥의 치료를 위해 아미오다론 또는 리도카인을

투여, 아미오다론(1차 300 mg, 필요시 2차 150 mg), 리도카인(1차 1-1.5 mg/kg, 필요시 5-10분 간격으로 0.5-0.75 mg/kg, 최대 3 mg/kg까지 투여 가능)

- 그 외 중탄산나트륨, 칼슘 클로라이드, 스테로이드, 해독제 등은 적응증이 되는 경우에 한하여 투여

심장정지 원인 찾기
소생술을 진행하는 동안과 소생후치료에서 심장정지의 가역적인 원인을 밝혀내고 교정하기 위한 노력을 계속 해야 한다.

⑨ 심장정지의 가역적인 요인(5H's&5T's)

- 환자의 심장정지 상황이나 병력 등으로 심장정지의 원인을 파악
- 심폐소생술을 방해하지 않는 선에서 시행하는 초음파는 심장정지의 원인 감별에 도움을 줄 수 있음
- 의심되는 원인은 가능한 조기에 교정

5H's	5T's
Hypovolemia (저혈량증) Hypoxia (저산소증) Hydrogen ion (대사성 산증) Hyper/Hypokalemia (고/저칼륨혈증) Hypothermia (저체온증)	Tension pneumothorax (긴장성 기흉) Tamponade, cardiac (심장눌림증) Thrombosis, coronary (급성 관상동맥 증후군) Thrombosis, pulmonary (폐동맥색전증) Toxins (중독)

⑩ 자발 순환 회복 후 치료

- 기도 확보 및 호흡 유지: 기관내삽관(필요시), 목표 산소포화도 94-98%, 목표 동맥혈 이산화탄소 분압 35-45 mmHg
- 혈역학적 안정화: 목표 수축기 혈압 ≥100 mmHg
- 관상동맥조영술: STEMI의 경우 가능한 조기

시행, 심장정지의 원인이 심혈관 질환으로 의심되거나 심인성 쇼크의 경우 시행 고려

- 목표체온유지치료: 혼미(Stupor) 이하의 의식 상태인 환자 대상
- 기타 심장정지 원인의 조사 및 치료
- 심장정지후 증후군 및 집중 치료

⑪ 병원내 심장정지에서 심폐소생술의 유보 및 중단

- 병원에서 심장정지가 발생했을 때 심폐소생술 유보에 대한 사전의사 결정이 없다면 심폐소생술은 묵시적 동의가 되었다는 가정하에 목격자(비의료인 포함)에 의해 시작되어야 한다.
- 비가역적인 임종기 상태의 심장정지 환자에게 심폐소생술을 시행할 필요는 없지만, 환자에 대한 사전 평가가 되어 있지 않은 심장정지 상황에서는 회복 불능의 뇌 손상이나 뇌사 상태를 정확히 판정하거나 예측하는 것은 매우 어렵다. 만일 예후가 불확실한 상황이라면 치료를 시작하고, 치료를 진행하는 동안 추가로 환자의 생존 가능성과 예상되는 임상적 경과에 대한 자료를 수집해야 한다.
- 병원에서 심폐소생술을 중단하는 결정은 치료하는 의료인의 판단에 달려있다. 목격된 심장정지 여부, 심폐소생술의 시간, 최초 심전도 리듬, 제세동까지의 시간, 동반 질환, 심장정지 이전의 상태, 심장정지의 원인, 자발순환회복(ROSC) 여부 등과 같이 여러 예후와 연관된 항목을 고려하여 결정해야 한다.

> **i**
> 우리나라에서는 2018년도부터 심폐소생술의 유보를 포함한 연명의료결정법이 시행되었다. 병원에서 심장정지가 발생했을 때 심폐소생술 유보에 대한 사전의사결정(사전연명의료의향서, 연명의료계획서 등)을 확인하였다면 심폐소생술을 유보할 수 있다.
> 임종으로 진행되는 말기질환 환자는 삶의 마지막 단계의 치료를 본인이 결정할 수 없는 상황이 오기 이전에 심폐소생술 유보 여부, 연명 치료 시행 여부를 미리 결정해 놓는 것이 필요할 수 있다.
> 예기치 못한 급격한 상태 악화로 심장정지로 진행되는 경우이거나 응급실에서 심장정지가 발생하는 경우와 같이 사전에 법적인 테두리 안에서 의사결정을 시행할 수 없거나 사전의사결정 내용을 확인하는 것이 불가능한 경우에 대해서는 현행 연명의료결정법을 적용하기 어려운 문제가 남아있다. 이로 인해 법적인 효력이 명확하지 않은 소생술 거부 및 시도 금지에 대한 등의 서식 등을 불가피하게 사용하고 있어 연명의료결정법의 한계로 지적되고 있다.

3
CHAPTER

심장정지 환자의 심전도 소견

서울대학교 의과대학 응급의학과 박승민

심장정지 환자의 주요 심전도 리듬

심장정지는 다양한 원인에 의해 유발되지만, 관찰되는 심전도 리듬은 크게 다음의 3가지 형태로 분류한다.

첫째, 심실세동(ventricular fibrillation; VF)이나 무맥성 심실빈맥(pulseless ventricular tachycardia; pVT)과 같은 심실성 부정맥으로 심장성 심장정지 환자의 30-35%에서 발견되며 신속한 제세동 처치로 소생시킬 수 있다.

둘째, 무맥성 전기활동(pulseless electrical activity; PEA)으로 심전도에서 심장의 전기활동은 관찰되지만 맥박이 촉지되지 않는 상태,

셋째로 전기적 활동이 없는 무수축(asystole)이다.

> **i**
> **심장정지 리듬의 아이러니 - Asystole(무수축)**
> Asystole은 A(no) + systole (contraction)의 복합어로써 contraction은 심실의 수축을 의미한다. 그러므로 심방의 활동만 있는 경우도 asystole이라고 할 수 있다. P 파만 있는 경우 p wave asystole이라고 한다.

심실세동 및 심실빈맥의 유발 요인

1. 심근의 비후 (hypertrophy)
2. 심근의 허혈 (ischemia)
3. 심근 수축기능 저하 (systolic dysfunction)
4. 방실 우회로 (bypass tract) 이상
5. 재분극 (repolarization) 또는 QT 간격 이상
6. 서맥
7. 교감신경계의 이상
8. 미주신경 흥분
9. 전해질 이상 (hypokalemia, hypomagnesemia)
10. 약제의 복용 (psychotropics, digitalis, sympathomimetics 등)
11. 환경적 요인 (저체온증)

리듬 확인

가슴압박 상황에서의 심전도는 심실세동으로 보일 때가 많다. 많은 의료진들이 이때 리듬 확인을 위해 가슴압박을 멈추는데, 이는 환자의 예후에 좋지 않다. 리듬은 심폐소생술을 2분 시행 후에 확인하는 것이 좋다.

심실세동

성인 급성심장정지(급성 심장사; sudden cardiac death)에서 흔히 관찰되는 심전도 리듬은 심실세동(심실 잔떨림), 즉 심실근육이 가늘게 떠는 형태의 부정맥이다. 정상적인 심장은 심근세포들이 분당 60-100회의 빈도로 조화롭게 '동시에 같이 수축'하고 '동시에 같이 이완'함으로써, 심실 속의 혈액을 뿜어내고 다시 채우는 펌프 기능을 수행한다. 그러나 심실세동이 발생하면, 심근세포들이 서로 조화를 이루지 못하고 개별적으로 분당 300회 이상의 매우 빠른 심박수로 수축과 이완을 반복하게 된다. 그러므로 심실세동이 유발된 심장은 혈액을 뿜어내지 못하며, 실제적으로 심장이 멈춘 것과 같은 상태가 된다. 심전도에서는 심실수축을 의미하는 QRS군이 관찰되지 않으며, 매우 빠른 속도로 심전도 기저라인이 흔들리는 파형(oscillatory wave)으로 나타난다. 심실세동은 심장의 이상이나 다양한 심장 외적인 요인들에 의해 유발되며, 시간이 경과될수록 심장 자체의 에너지가 고갈되므로 심실세동의 진폭(amplitude)과 진동수(frequency)가 점차 감소되다가 무수축으로 진행된다.

심실세동은 QRS 복합체의 크기(amplitude)에 따라 아래와 같이 분류한다. 시간이 지나면서 그 크기는 감소되며 동물시험으로는 대략적으로 8분 정도의 시간이 경과 후 mega VF에서 fine VF으로 변화된다. 이는 소생의 기회가 시간이 경과됨에 따라 감소되는 것을 심실세동 파형의 크기로 예상할 수 있다는 의미와 같다고 할 수 있다. 즉, mega VF에서 fine VF으로 진행될수록 제세동 성공률과 ROSC될 확률이 낮아지며 사망할 가능성이 높아진다.

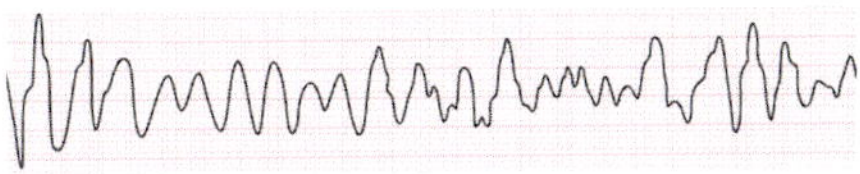

Mega VF 10-15 mm

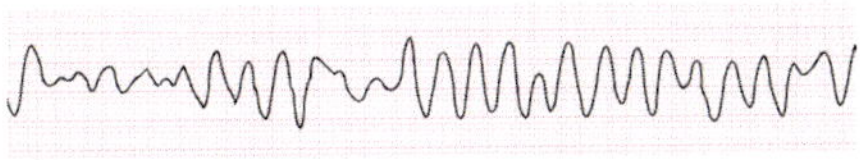

Coarse VF 5-10 mm

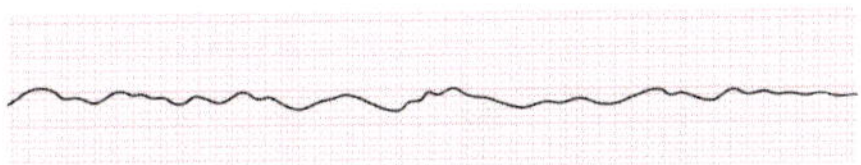

Fine VF 0-5 mm

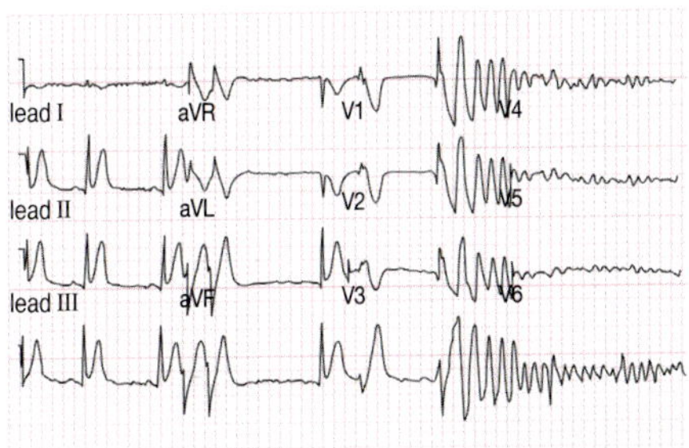

가슴 통증 호소하며 응급실 내원한 환자 심전도 촬영 중 발생한 심실세동

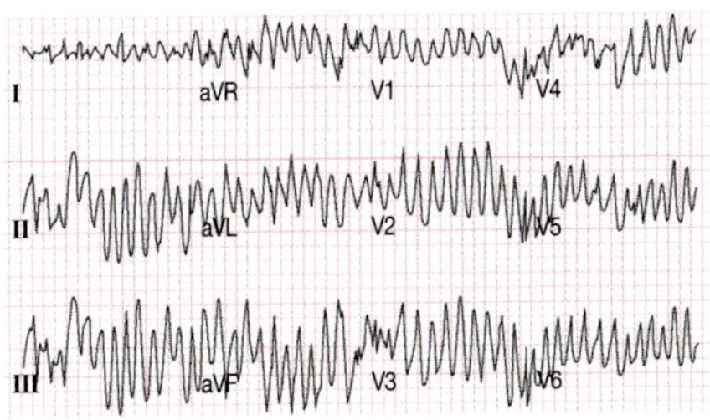

가슴 통증 호소하며 응급실 내원한 환자 심전도 촬영 중 seizure 하며 발생한 심실세동

심장정지 직후의 경과

1. 전기 시기(electrical phase)–심장정지 발생 후 약 4분까지의 시기.
조직의 손상이 없는 시기로 심박동이 회복되면 신체의 조직 손상 없이 회복 가능한 시기. 이 시기에는 빠른 제세동이 제일 중요한 치료이다.
2. 순환 시기(circulatory phase)–심장정지 발생 후 4분부터 10분까지의 시기.
조직의 ATP가 급격히 고갈되고, 허혈에 의한 조직 손상이 시작되는 시기. 가슴 압박을 시행하여 조직으로의 산소 공급을 유지하는 것이 가장 중요한 치료이며, 전문소생술을 시행하여 조직으로의 관류압을 유지해 주어야 한다.
3. 대사 시기(metabolic phase)–심장정지의 경과시간이 10분 이후의 시기.
허혈에 의한 조직손상, 심폐소생술에 의한 재관류 손상 등 다양한 대사성 요인이 발생. 장내 세균의 혈액 내 전이, 혈액 내로 유출된 사이토카인(cytokines) 등 여러 가지 물질로 인하여 전신성 염증반응 증후군과 유사한 형태의 전신 반응 발생.

무맥성 심실빈맥

심실빈맥은 정상적인 동방결절(SA node)이 아닌 심실에서 유발된 심장리듬을 말한다. 동방결절이 아닌 심실 자체에서 유발되었기 때문에 심방과 심실이 각각 독립적으로 박동하게 된다. 심실근육을 통해 탈분극이 전도되기 때문에 정상 심장리듬에 비해 넓은 QRS군(0.12초 이상)이 형성된다. 이에 따라 심전도에서 정상적인 P파가 관찰되지 않는 경우가 많으며, 넓은 QRS군에 비정상적인 P파가 묻혀서 함께 보이는 방실해리(AV dissociation) 소견이 관찰될 수 있다. 심실빈맥의 맥박수가 과도하게 빨라 최대 심박수에 접근하는 경우에는 환자의 심박출량이 저하되어 심장정지가 유발되며 이 경우를 무맥성 심실빈맥이라 부른다. 무맥성 심실빈맥의 치료는 심실세동과 마찬가지로 제세동이며, 무맥성 심실빈맥이 치료된 뒤에는 이를 유발한 원인에 대한 감별진단과 치료가 시행되어야 한다.

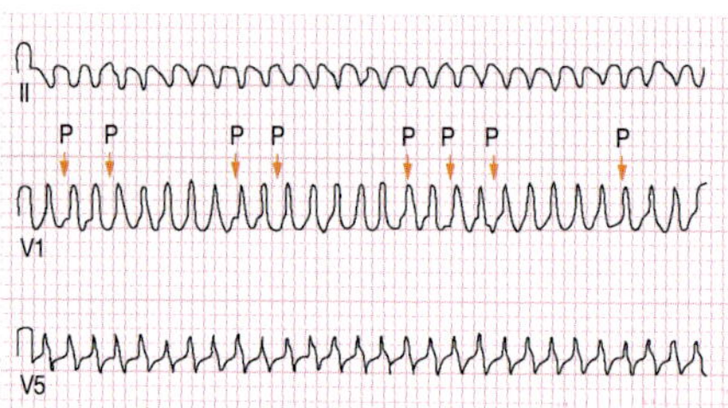

● 심실빈맥

심실빈맥은 심실의 한 군데에서 유발되어 비교적 일정한 형태의 QRS군이 관찰되는 단형(monomorphic) 심실빈맥과 여러 군데의 심실에서 유발되어 다양한 형태의 QRS군이 관찰되는 다형(polymorphic) 심실빈맥으로 구분될 수 있다. 다형 심실빈맥은 QT 간격이 연장되어 있거나 저칼륨혈증, 저마그네슘혈증 등과 같은 전해질 이상이 동반된 경우에 발생할 가능성이 높으며, 단형 심실빈맥에 비해 혈역학적으로 불안정하고, 심장정지를 유발할 가능성이 높은 것으로 알려져 있다. 이 중에서 특히 QRS군의 방향이 아래, 위로 흔들리는 듯한 형태의 다형 심실빈맥을 'Torsades de pointes'라 부르며, 매우 드문 경우다. 이 경우에는 제세동 처치를 시행하여도 심실빈맥이 재발하는 경우가 많으며, 동반된 전해질 불균형을 함께 교정하여야 한다.

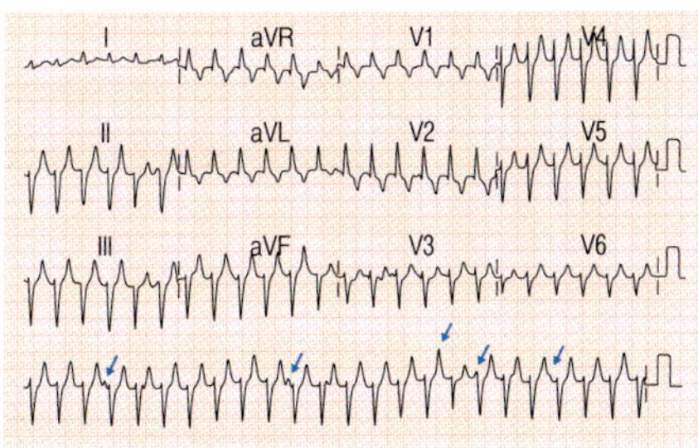

● 방실해리(AV dissociation)

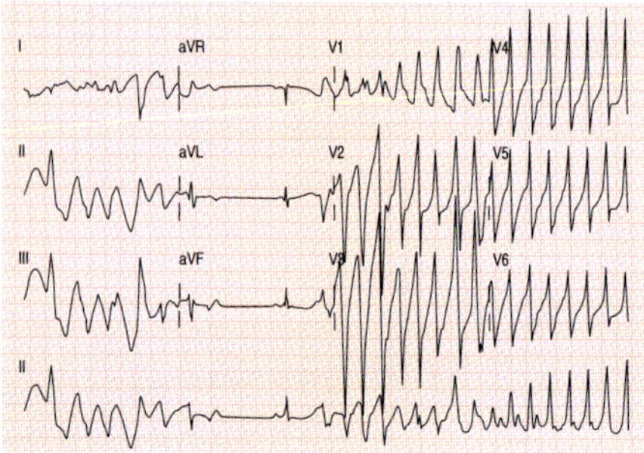

● 다형심실빈맥(Torsa de pointes)

> **PEA의 형태**
> 1. 동성리듬
> 2. 심실상성 리듬
> 3. 방실 접합부 리듬
> 4. 심실 리듬
> 5. 빈맥
> 6. 서맥

> **PEA vs. EMD**
> 과거 '전기적인 자극이 수축을 못 일으킨다' 하여 PEA를 전기기계해리(electromechanical dissociation)라고 불렀다.

무맥성 전기활동(PEA)

심실세동이나 무수축과 달리 심장정지 환자에게서 비교적 정상적인 형태의 심전도 리듬이 관찰될 수 있다. 이렇게 심전도 형성은 되지만 맥박을 만들 수 있을 정도의 실질적인 심근수축을 유발하지 못하는 상태를 무맥성 전기활동(pulseless electrical activity; PEA)이라고 한다. 무맥성 전기활동은 두 가지 경우로 분류된다. 진성(true) 무맥성 전기활동은 심장의 전기활동은 있으나 실제적으로는 심장이 수축하지 않아 심박출량이 없는 상태이다. 진성 무맥성 전기활동은 심근경색, 칼슘길항제 또는 베타교감 신경차단제 중독, 심한 산혈증, 고칼륨혈증 또는 저칼륨혈증 등에서 관찰된다. 가성(pseudo) 무맥성 전기활동은 심근의 전기활동과 기계적 수축은 유지되고 있지만, 정맥 환류가 급격히 감소하여 맥박이 측정되지 않는 상태이다. 가성 무맥성 전기활동은 대량의 폐동맥 색전증, 인공심장판막의 폐쇄, 대량 실혈, 심장눌림증, 긴장성 기흉, 대동맥류 파열 등에 의하여 발생한다. 다량의 출혈이나 산혈증, 고칼륨혈증 등과 같이 심장 외적인 요인에 의한 심장정지 환자에서는 정상 QRS 형태의 동성빈맥이 관찰될 수 있으며, 광범위한 심근경색과 같이 심장의 원인에 의한 심장정지 환자에서는 느리고 넓은 QRS 형태의 심실고유리듬(idioventricular rhythm)이 관찰될 수 있다. 또한 3도 방실차단 같은 리듬으로도 관찰되기도 한다.

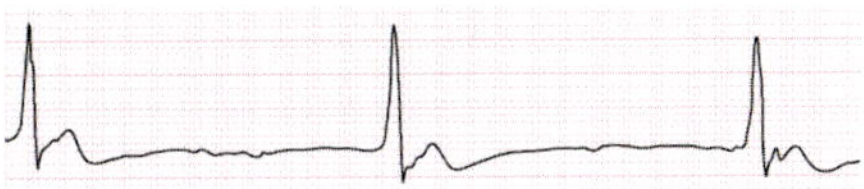

● 심실고유리듬

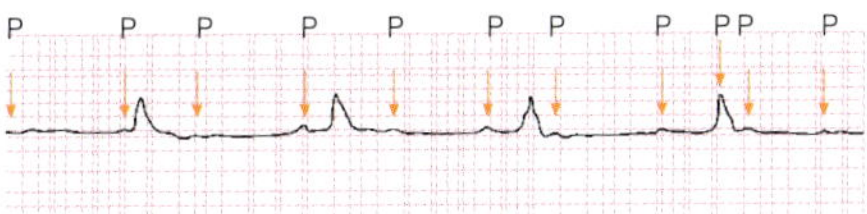

● 3도(완전) 방실차단

원인 감별을 위해 시행해야 하는 검사

시행 검사	원인
병력 청취	고/저칼륨혈증(hyper/hypokalemia) 약제 오남용(Drug overdose) 최근 내시경적 시술, 복강 또는 큰 관절 수술, 폐 생검 등의 시술
흉부 청진	긴장성 기흉(tension pneumothorax)
목정맥 확장	긴장성 기흉 심장눌림증(tamponade, cardiac)
목의 정맥 수축, 외상, 출혈(위장관출혈)	저혈량혈증(hypovolemia)
심전도 모니터	오즈번 J파(Osborne J Wave) QT 연장(prolongation) ST 분절 변화 등
혈당검사	저혈당증(hypoglycemia)
동맥혈가스 (ABGA) 분석	대사성 산증(Hydrogen ion, acidosis) 신부전증(renal failure) 등

전기적 맥박수(Rate)와 QRS 폭에 따른 PEA의 분류

맥박수	QRS 모양	
	좁은 QRS 비심장성 원인의 심장정지일 가능성이 높다; 저혈량증, 혈관 긴장성 감소	넓은 QRS 심장성 원인의 심장정지일 가능성이 높다; 또한 약물 과다 복용과 전해질 이상
빠른 맥박 (> 60회)	동성(P파) 무맥성 전기활동 가성 무맥성 전기활동 회귀성 빈맥	심실세동 심실빈맥
느린 맥박 (< 60회)	무맥성 전기활동 가성 무맥성 전기활동 제세동 시행 후 심실고유리듬	서맥 무수축 리듬 심실고유리듬 심실이탈율동

무맥성 전기활동 원인에 따른 심전도와 치료

상태	무맥성 전기활동 심전도	문진, 신체검사	치료적 고려점
저혈량증 (Hypovolemia)	좁은 QRS, 빈맥	병력, 수축된 목정맥	빠른 수액치료
저산소증 (Hypoxia)	서맥	청색증, 동맥혈 가스 검사, 기도 문제	산소, 환기
대사성 산증 (Hydrogen ion)	작은 크기의 QRS	당뇨, 신부전	중탄산 나트륨, 환기
고칼륨혈증 (Hyperkalemia)	T파가 커짐, P파가 작아짐, QRS가 넓어짐,	신부전, 당뇨, 최근의 혈액투석, 동정맥루	중탄산 나트륨, 포도당과 인슐린, 염화칼슘, 케이엑살레이트/솔비톨, 투석, 알부테롤 네블라이저
저칼륨혈증 (Hypokalemia)	평편한 T파, U파, QT연장, QRS 넓어지며 빈맥	비정상 칼륨의 소실, 이뇨제 복용	칼륨, 심장정지 시 마그네슘도 같이 투여
저체온증 (Hypothermia)	J 혹은 Osborne waves	추위에 노출, 반드시 중심체온측정	저체온에 관한 알고리즘 참조
약물중독; 삼환계 항우울제, 디곡신, 베타차단제, 칼슘 체널차단제 (Toxin; TCA, digoxin, B-blockers, Calcium chennel blockers)	다양, QT 연장	서맥, 현장에서 발견된 비어있는 약병, 동공, 신경학적 검사	중탄산 나트륨, 칼슘, 글루카곤
심장눌림증 (Tamponade, pericardial)	좁은 QRS, 빈맥	문진, CPR 중 맥박을 느낄수 없음, 팽대된 목정맥	심낭 천자
긴장성 기흉 (Tension pneumothorax)	좁은 QRS, 서맥 (저산소증)	문진, CPR 중 맥박을 느낄수 없음, 팽대된 목정맥, 기도의 편위, 양측 폐음이 다름, 환자를 환기시키기 어려움	바늘 감압술, 흉관삽관
급성 관상동맥 증후군(Thrombosis, cardiac)	12 유도 심전도 : Q파, ST 분절 상승, T파의 전위, IVR	문진, 심장 효소 수치	IVR, PCI 약제
폐색전증 (Thrombosis, pulmonary)	좁은 QRS, 빈맥	문진, CPR중 맥박을 느낄수 없음, 팽대된 목정맥, 심부정맥 혈전증 혹은 폐색전증 검사에 양성	외과적 색전 절제술, 혈전 용해제

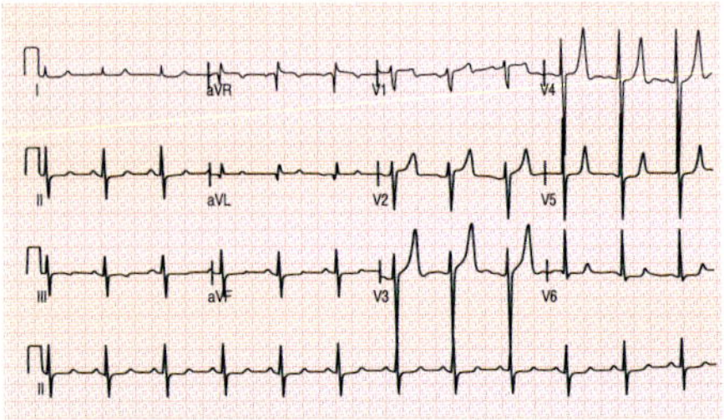

● 고칼륨혈증(Hyperkalemia)

무맥성 전기활동 및 무수축에 의한 심장정지 환자의 치료 가능한 원인

1. Hypovolemia (저혈량증)
2. Hypoxia (저산소증)
3. Hydrogen ion (대사성 산증)
4. Hyper/Hypokalemia (고/저칼륨혈증)
5. Hypothermia (저체온증)
6. Tension pneumothorax (긴장성 기흉)
7. Tamponade, cardiac (심장눌림증)
8. Thrombosis, coronary (급성 관상동맥 증후군)
9. Thrombosis, pulmonary (폐동맥색전증)
10. Toxins (중독)

심장정지 리듬 분석 오류

무수축은 약한 심실세동(fine VF)과 혼동될 수도 있으므로 주의 깊게 모니터의 심전도 리듬을 확인해야 한다.

무수축(Asystole)

무수축이란 방실결절(SA node)이 전기자극을 생성하지 못하고, 심장의 다른 박동조율기(pace-maker) 또한 탈출박동을 만들어 내지 못하는 상태로 심장이 전기적으로 사망한 상태를 뜻한다. 심전도에서는 심전도 파형이 관찰되지 않는 실선으로 나타나며, 분당 6회 이하의 심실 자극은 수축의 의미가 없어 무수축으로 간주한다. 무수축 리듬이 관찰된다면, 먼저 심전도 유도가 연결되어 있는지 확인하여야 하며, 높은 수준의 심폐소생술 시행과 더불어 치료 가능한 원인을 감별하기 위해 노력하여야 한다. 무수축 리듬의 심장정지 환자의 예후는 매우 불량하며 대다수의 환자는 사망한다. 서맥성 부정맥이나 무수축에 의한 심장정지는 심장의 자율성 또는 전도계의 장애로 발생한다. 무수축에 의한 심장정지는 기왕의 심장질환을 가진 환자에서 주로 발생한다. 허혈에 의하여 심장의 자율성을 조절하는 박동조율기가 기능을 잃거나 저산소증, 산혈증, 쇼크, 신부전, 외상, 저체온증 등에 의하여 세포외 칼륨의 농도가 증가하면, 심장의 자율성이 소실되어 심각한 서맥이나 무수축이 발생할 수 있다. 병원내에서 무수축은 중환자에게서 발생하며 이는 오래된 질환의 경과 또는 심장정지의 종점이며 장기부전과 같은 가망이 없는 환자의 최후의 리듬이다. 심장의 기능은 전기적인 심장활동 및 기능적인 심장기능의 감퇴에 따라 감소되다가 마침내는 멈추고 환자는 사망한다.

무수축은 또한 초기에 심실세동이나 무맥성 심실빈맥 리듬을 보이는 환자가 적절한 치료를 받지 못할 경우 마지막으로 나타나는 리듬으로 예후는 매우 불량하다.

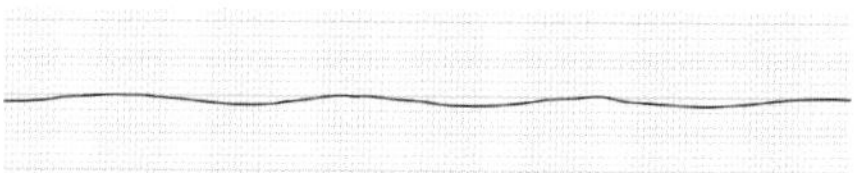

● 무수축(Asystole)리듬

4
CHAPTER

소생팀의 역할과 의사소통 방법

한림대학교 의과대학 응급의학과 **이정아**

소생팀에 필요한 역할

1. 가슴 압박
전문소생술의 전 과정에서 높은 수준의 가슴압박이 지속되어야 한다. 가장 힘들고, 집중해야 하는 역할

2. 호흡 유지
전문기도유지술 전에는 가슴압박과 백마스크 인공호흡을 교대로 시행하다가 필요한 순간에 전문기도유지기술을 시행

3. 제세동
환자에게 제세동기의 리드를 부착하고 심장 리듬을 확인하여 알리는 역할. 심장 리듬에 따라 전문소생술의 흐름이 바뀌므로 빠른 판단력과 효과적인 의사소통이 필요

전문소생술이 성공하려면 팀원들의 유기적인 역할 분담이 필요하다. KALS 과정에서는 이론과 술기 교육을 통해서 이러한 팀원들의 역할을 배운다.

하지만 개인의 지식과 기술뿐만 아니라 팀원의 협력으로 이루어지는 소생팀의 기능이 잘 유지되어야 환자를 살릴 수 있다. 현재 가이드라인에서는 전문소생술에서뿐만 아니라 기본소생술에서도 팀의 협업을 강조하고 있다.

소생팀에 필요한 역할

4. 약물 담당
심장정지 환자에게 팔꿈치 안쪽에서 혈관을 확보하는 것은 상당한 기술이 필요하다. 리더의 지시에 따라 약물을 준비하고 투여하는 역할

5. 기록 담당
심장정지가 시작된 시간부터 리듬의 변화, 사용한 약물, 제세동 횟수, 환자의 관련된 정보를 기록하고 요약하는 역할. 전체 상황을 모니터하면서 팀원과 리더를 도울 수 있어야 한다.

성공적인 소생팀은 환자를 살리기 위해서 고민하고 서로 협력해야 한다. 좋은 팀은 가슴압박 중단 시간이 짧고, 약물의 선택과 제세동의 결정에도 오류가 적다. 환자의 다양한 기저 질환에 대해서도 고민하면서 대처할 수 있는 것은 각자의 역할에 관계없이 환자를 살리는 방법을 찾으려고 팀원들이 서로 돕고 협력하기 때문이다. 반대로 나쁜 팀은 '어떻게' 환자를 살리는지 고민하지 않고, '누가' 가슴을 압박하고, 기관내삽관을 하는지 각자의 일에 대해서만 고민한다. 협력이 이루어지지 않을 때에는 개인이 최선을 다한다고 해도 환자에게는 최선의 치료가 이루어지지 않을 수 있다. 이번 장에서는 성공하는 소생팀의 요소와 의사소통 방법에 대해 다룰 것이다.

팀워크의 중요성

소생팀은 자기 일만 열심히 해서는 안된다. 다른 사람의 역할도 살펴보고 도와야 한다. 다른 사람의 역할을 이해하면,

1. 환자를 위해 내가 해야 할 다음 역할이 무엇인지 예상할 수 있다.
2. 리더와 팀원이 서로 상의하여 치료 계획을 만들어 나갈 수 있다.

성공하는 소생팀의 요소

리더십 (Leadership)	상황파악, 목표설정, 역할분배, 피드백을 통해 팀을 운영
의사 결정 (Decision making)	정보를 상호 교환하여 능동적, 합리적 치료 방향 설정
팔로우십 (Followship)	상호 역할 확인, 문제 상황 알림, 적극적 의견 전달
갈등 해결 (Conflict resolution)	해결 방법 고안, 의견 제시, 상대방 의견 경청, 의견 합의

리더십(Leadership)

모든 소생팀은 팀을 조율할 수 있는 리더가 필요하다. 팀리더는 모든 업무가 제한된 시간 이내에 이루어질 수 있도록 팀원을 이끌어 간다. 리더는 오케스트라 연주자를 이끄는 지휘자처럼 직접 악기를 다

소생팀 리더는 다양한 역할을 맡아야 한다

- 소생팀원의 역할을 파악하고 적절한 역할을 배분
- 팀원에게 권한을 주고 역할 수행을 확인
- 팀원이 적극적인 태도를 가질 수 있도록 격려하고 칭찬
- 환자의 상태와 필요한 일의 우선 순위를 팀원에게 알림
- 팀원들이 상호 역할을 확인하고 도우는 분위기를 유도
- 팀원에게 권한과 책임을 부여
- 팀원에게 환자의 치료 방향에 대한 의견을 요청
- 환자의 최종 치료 방향을 결정

루지 않고도 소생팀을 이끌어 간다. 좋은 리더는 '어떻게' 환자를 살리는지를 알려주고 팀원에게 책임과 권한을 나누어 준다. 팀원들이 자기 역할을 다하면서 상호 협력할 수 있도록 협업을 장려한다. 나쁜 리더는 질책을 하고 벌을 주기 때문에 팀원들이 능동적으로 참여하기 어렵다. 두서없이 일을 시키기 때문에 팀원들이 자기가 무엇을 해야 할지도 잘 모르게 된다.

소생팀의 리더는 팀원들의 협력을 이끌어 내어 좋은 결과를 만들어내는 사람이다. 소생팀의 리더는 소생술이 끝난 뒤에도 팀원의 활동을 분석하여 다음 전문소생술을 대비할 수 있도록 팀원을 가르쳐야 한다.

의사 결정(Decision making)

심장정지는 다양한 원인 때문에 발생한다. 소생팀은 회복 가능한 심장정지 원인을 찾기 위해서 환자의 병력과 심장정지 전 상태를 확인해야 한다. 환자평가와 치료 방향 결정은 전문소생술의 전 과정에서 반복된다. 성공적인 소생팀은 의사 결정에 필요한 정보를 같이 수집하고, 치료 과정을 검토하며, 그 다음 치료 계획에 대해서 함께 상의한다.

환자의 상태나 치료에 대한 반응은 환자 가까이에서 술기를 시행하는 팀원들이 더 잘 알고 있다. 리더는 팀원으로부터 환자의 반응과 필요한 정보를 얻어야 좋은 결정을 내릴 수 있다. 좋은 리더는 환자 상태에 대한 큰 그림을 그려야 하고, 팀원의 의견을 얻어 보다 합리적인 치료 계획을 세워야 한다. 나쁜 리더는 환자 상황에 대한 전체적인 상황을 보지 못한다. 리더가 팀원의 협력을 구하지 않고, 직접 기도삽관이

나 제세동을 하거나 일방적인 명령만으로 소생술을 진행한다면, 팀원들은 방관하거나 시키는 일만 하며 수동적인 자세를 취하게 된다.

리더는 전문소생술 동안 문제 상황이 있을 때 팀원에게 먼저 알리고 의견을 요청해야 한다. 문제 상황이 없을 때에도 환자 상태나 치료 경과에 대해서 팀원에게 정보를 요청하고, 반대로 정보를 요약해서 전체 팀원에게 알려야 한다. 성급하게 혼자 결정하는 것보다 팀원의 도움을 얻어서 더 많은 정보를 얻고 여러 가지 치료 계획을 세운 다음 최선의 방법을 선택하는 것이 더 좋은 방법이다. 리더가 다음 치료 계획을 팀원에게 알리면, 팀원들은 각자의 역할을 고민하고 상호 협력할 방법을 능동적으로 찾을 수 있다.

임상에서 전문소생술 동안 필요한 의사 결정의 예

- 수차례 제세동을 반복해도 호전되지 않아 부정맥 약물을 사용
- 신속 혈액 검사를 시행하여 고칼륨혈증, 저칼륨혈증 등 심장정지 원인을 찾고 알맞은 치료를 시행
- 초음파를 시행하여 심장눌림증, 긴장성 기흉, 대동맥 박리, 복강 내 출혈, 비장 파열 등의 심장정지 원인을 찾고 적절한 치료를 시행
- 회복 가능한 심장정지 원인을 치료하기 위해서 체외순환 심폐소생술 사용을 결정
- 소생 가능성이 낮다고 판단되는 경우 전문소생술의 중단 여부를 결정
- 전문소생술 중 환자가 소생술을 거부한 환자인 것을 알게 되었을 때 전문소생술 중단 여부 결정

팔로우십(Followship)

팀은 리더 혼자 만드는 것이 아니다. 리더가 있는데 각자의 일만 한다면 말뿐인 팀이 된다. 하지만 단 두 명이라도 한 사람이 다른 사람을 이해하고 도우면 좋은 팀이 된다. 성공적인 소생팀을 이루기 위해서는 성공적인 팔로우십이 필요하다. 무조건 시키는 일에만 복종하거나, 공격적으로 다른 사람의 역할에 끼어드는 것은 좋지 않은 팔로우십이다. 좋은 팀원은 리더가 하는 일을 관찰하고, 필요한 순간에 효과적으로 의견을 표현 할 수 있다.

환자를 살리는 더 좋은 방법을 찾고, 적극적으로 의견을 전달하는 것이 좋은 팀원의 역할이다. 반대로 환자에게 위험한 상황이거나 더 좋은 방법으로 치료하지 않는다면, 다른 팀원에게 위험을 알리는 것도 좋은 팀원의 역할이다. 이를 위해서 성공적인 소생팀

은 다른 팀원의 역할에 주목하고 상호 확인을 해주어야 한다. 예를 들어 제세동기 모니터의 리드가 잘못 연결되어 무수축 리듬만 보여주고 있다면, 팀원들 중 누구라도 오류를 발견하고 해결 방법을 제시할 수 있어야 환자를 살릴 수 있다. 상호 역할을 확인하고, 문제 상황을 알리는 것은 팀원의 의무이고 환자 안전을 위한 안전 장치이다.

소생팀원간 효과적인 의견 전달

급박한 상황에서 문제 상황이나 해결 방법을 발견했지만, 당황하여 알리지 못하거나 두서없이 설명하여 다른 팀원을 이해시키지 못할 수 있다. 이때 다음과 같은 방법을 사용해보자.

1. 질문하기. '심전도 리드를 잘못 연결했습니다'라는 단정적 표현보다, '심전도 리드가 잘 연결되었는지 확인해볼까요? 무수축 리듬만 나타나고 있습니다'라는 질문으로 상대의 관심을 얻을 수 있다.
2. 변호하기. 상대가 나의 의견을 받아들이지 않으면 환자의 입장에서 다시 설명해보자. '심전도 리드가 잘못 연결되어 제세동이 필요한지 알 수 없다면 심장 박동을 되돌려 환자를 살리기 어렵습니다'라고 말한다.
3. 적극적으로 표현하기. 문제 상황을 발견하거나 해결 방안을 떠올렸다면 리더나 다른 팀원에게 적극적으로 알려야 한다. 지금 당신만이 잘못 연결된 심전도 리드를 쳐다보고 있을지도 모른다.

갈등 해결(Conflict resolution)

심장정지 환자가 발생하면 의료진들도 큰 어려움을 겪는다. 가족뿐만 아니라 환자를 치료하던 의료진도 예상치 못한 죽음에 충격을 받게 된다. 전문소생술은 죽음을 돌려놓기 위한 노력이지만 죽음을 확인하는 과정이기도 하다.

전문소생술이 시작되면 여러 의료진이 환자를 살리기 위해서 함께 참여하게 된다. 심장을 다시 뛰게 하려면 위험한 전기 충격, 고용량의 약물이 필요하다. 가슴압박을 중단하지 않고 지속하기 위해서 여러 사람이 교대로 환자의 가슴을 압박한다. 이러한 혼란 속에서 환자의 보호자와 의료인, 의사와 간호사, 의사와 의사, 간호사와 간호사 사이에 많은 갈등이 발생한다. 사람들 간의 의견 차이로 갈등이 생길 수도 있지만, 기계나 장비가 고장나거나, 의료진의 피로, 실수로 인해서도 갈등이 생길 수 있다.

좋은 팀은 전문소생술 동안 발생하는 긴장과 갈등도 해결할 수 있다. 다음은 갈등을 극복하고 해결책을 찾아 나가는 리더와 팀원들이 사용하는 방법이다.

1. 세 가지를 확인한다: 내가 원하는 해결 방법은 무엇인가? 상대방이 원하는 해결 방법은 무엇

전문소생술 중 발생할 수 있는 문제 상황들

- 제세동기 고장
- 환자가 COVID-19, AIDS, 그라목손 중독, 난치성 결핵 등 의료인에게 위험한 상태이거나 감염병을 가지고 있는 경우
- 가슴압박을 하던 의료인이 쓰러짐
- 다른 심장정지 상황 발생
- 새로 도착한 의료진이 개입
- 보호자나 다른 요청에 의해 리더가 사라지는 경우
- 팀원 간의 의견 차이로 말다툼
- 보호자의 항의로 전문소생술에 대해서 설명해야 하는 경우

의료 전문가를 위한 효과적인 리더십 원칙

1. 현재의 문제를 명확하게 할 수 있는 질문을 함
   - 현재 리더십에 대한 평가: 적절하며 상황에 잘 부합하는가?
   - 리더십이 팀에 기여하고 있는가?
2. 리더로서 직접 업무를 수행하기보다는 적절한 업무를 팀원들에게 할당
3. 의견을 자유롭게 낼 수 있도록 유도

인가? 내가 생각하는 방법은 어떤 장점이 있을까?

2. 세 가지를 말한다: 먼저 내가 걱정하고 있고 의견을 말할 것이라고 밝힌다. 문제를 먼저 정리한다. 해결책을 제안한다.
3. 세 가지를 한다: 나의 말을 멈추고 상대의 말을 듣는다. 상대의 의견이 더 좋다면 내 의견을 버린다. 필요하다면 내 의견을 적극적으로 다시 알린다.

성공하는 소생팀의 의사소통 방법

팀원 간의 협력은 대화를 통해서 이루어진다. 소생팀원 간에 건설적인 대화가 오간다면 협력의 수준은 높아지게 된다. 소생팀원 간에 서로 책임을 미루거나, 다그치는 대화가 오간다면 협력하기 어렵고 자기 일만 하는 소생팀이 된다.

상호 존중(Mutual respect)

최고의 팀은 동료를 인정하고 상호 협력한다. 좋은 성과를 이루기 위해서 자기만족과 이기심을 버리고 전문소생술 동안 서로 존중해야 한다. 누군가 실수를 하더라도 다른 팀원이 도와주어 환자에게 최선의 치료가 이루어질 수 있게 해야 한다. 실수한 팀원에게 책임을 묻거나 창피를 주는 것보다, 능력이 부족하더라도 협력을 얻어서 환자를 살리는 것이 훨씬 중요하다.

순환형 의사소통(Closed-loop communication)

소생팀의 리더와 팀원은 주고받는 대화를 통해 의사소통해야 한다.

1. 협력을 요청할 때는 환자의 상황을 설명하고, 구체적인 행동을 지시해야 한다. 일방적인 명령이나, 구체적이지 않은 지시로는 정확한 뜻을 전달하기 어렵다.
2. 협력을 요청받으면 분명한 대답을 하거나 알겠다는 표현을 하여 의견을 전달받았다는 것을 표현해야 한다.
3. 팀리더는 팀원이 주어진 역할을 다한 것을 확인하고 다음 역할을 요청한다. 리더가 반복해서 팀원과 의사소통할 때 협력의 수준이 높아진다.

분명한 의사전달(Clear messages)

소생팀은 명확한 표현과 정확한 발음으로 대화한다. 분명하지 않은 의사소통은 치료를 지연시키고 약물 투여 오류를 일으킬 수 있다. 공격적으로 말하거나 소리를 지르면 갈등과 스트레스를 유발하므로 의사소통을 방해하게 된다.

분명한 역할과 책임(Clear roles and responsibilities)

소생팀 내의 모든 팀원은 자기의 역할과 책임을 알아야 한다. 각자의 역할은 퍼즐의 다른 조각처럼 모두 중요하다. 팀원이 부족하면 역할을 나누어 맡는다. 팀 리더는 효율적인 소생 팀 운영을 위해 팀원의 역할을 명확히 정해준다. 팀리더는 팀원이 수동적으

메디컬 에러를 피하기 위한 효과적 팀워크의 원칙

1. 섣부른 진단은 피하기: 특히 초기에 진단을 제안하는 대신에 정보를 공유하고 서로 질문할 수 있게 장려한다.
2. 소리 내서 생각하기: 위기상황에서 관찰 중인 상황이나 내용을 말로 표현할 수 있도록 한다.
3. 정량적 정보(약물 용량, 시간, 반응 등)에 대한 정보는 주기적으로 체크하고 이러한 변화들은 구두로 전달해야 한다.
4. 중요한 자료들에 대한 재확인(double check): 팀의 모든 구성원은 중요한 데이터와 작업을 다시 확인하고 의심스러운 부분을 말로 표현하도록 한다.

성공적인 소생 팀 만들기

- 리더의 자기 소개. 심장정지 환자가 발생하면 병원의 여러 장소에서 담당 의사와 간호사가 모여든다. 사람이 많이 모이기만 한다고 좋은 팀이 되는 것은 아니다. 좋은 팀은 리더의 자기소개에서 시작된다. 리더는 자신이 누구인지 다른 의료진에게 밝히고, 소생팀의 리더를 맡겠다고 말해야 한다.

로 명령을 따르지 않고 적극적으로 참여할 수 있도록 편안한 분위기를 조성해야 한다.

지식과 상황의 공유(Knowledge sharing)

팀 성과를 높이려면 지식을 공유해야 한다. 소생술 도중에 환자의 상태가 변하면 팀원에게 알려주어야 한다. 치료에 대해서도 환자 반응이 있었는지 확인하고, 일차적인 치료가 효과가 없었다면 다음 치료 방법부터 다시 논의해야 한다.

〈예〉"지금까지 20분간 전문소생술을 시행했습니다. 아직 환자가 회복되지 않고 있는데, 우리가 또 해볼 수 있는 검사나 치료가 있을까요?"

건설적인 개입(Constructive Intervention)

팀 리더와 팀원은 다른 사람의 역할을 알고 있어야 한다. 자기 역할만 하지 않고, 다른 사람의 역할을 돕는 것도 중요하다. 다른 사람이 힘들어하거나 실수하는 모습을 발견했다면 환자의 치료 결과를 향상시키기 위해 그 사람의 역할에 건설적으로 개입해야 한다.

〈예〉 "가슴압박을 2분마다 교대해야 지치지 않습니다. 교대가 잘 이루어지지 않는데 제가 도와드릴까요?"

자신의 한계 인정(Knowing one's limitation)

리더와 팀원은 스스로 맡은 역할을 잘 하는지 평가해야 한다. 잘 모르거나 안 되는 부분이 있다면 빨리 인정하고 도움을 요청한다. 나는 할 만큼 했다는 소극적인 태도는 환자에게 위험을 초래할 수 있다.

성공적인 소생 팀 만들기

- **리더의 브리핑.** 리더는 전문소생술을 시작할 때 환자의 상태를 팀원에게 알려주고, 자신이 생각하는 치료의 방법을 말로 표현해야 한다. "이 환자는 흉통 발생 후 갑자기 쓰러졌습니다. 심근경색이나 부정맥에 의한 심장정지 가능성이 커서, 심장리듬부터 확인하고 제세동을 준비하겠습니다. OO 선생님 모니터를 부착하고, 필요하면 제세동을 해 주실 수 있나요?" 리더가 간단한 지시만을 반복하면 팀원들은 수동적이 되고, 리더가 정보를 알려주지 않으면 팀원들은 스스로 판단하고 참여할 수 없게 된다.
- **리더의 피드백.** 리더는 전문소생술이 진행되는 동안 팀원에게 환자의 상태와 치료의 결과를 확인해야 한다. "150 J로 제세동을 하였고 2분간 가슴압박 한 다음 다시 심장 리듬을 확인해야 합니다. OO 선생님은 2분이 지나고 가슴압박을 교대할 때 심전도 리듬과 맥박을 확인하고 알려주세요" 리더가 치료의 방향을 정하고 지시를 한 것만으로는 높은 수준의 치료가 이루어질 수 없다.

> **성공적인 소생 팀 만들기**
> 리더는 반복해서 팀원의 활동과 환자의 상태를 확인해서 최선의 치료가 이루어지도록 노력해야 한다.

> **재평가와 요약은 팀리더의 필수적인 역할이다**
> 1. 환자의 상태
> 2. 시행된 중재
> 3. 평가 결과

책임이 큰 사람일수록 스스로 해결해야 한다는 압박감을 가질 수 있지만, 경험이 많은 사람은 오히려 자신의 한계를 인정하고 팀원에게 지원을 요청한다.

재평가와 요약(Reevaluation and summarizing)

좋은 리더는 주기적으로 환자에 대한 정보를 요약하고 다음 단계에서 할 일을 팀원들에게 미리 알려야 한다. 치료가 진행되면 환자의 상태도 달라질 수 있고 초기 감별진단과 치료 계획도 유연하게 바뀔 수 있음을 기억해야 한다. 기록을 담당한 팀원에게도 정보를 요약해서 말해 달라고 요청하도록 한다.

5
CHAPTER

KALS 시뮬레이션과 디브리핑 (Debriefing)

한림대학교 의과대학 응급의학과 **이정아**

프리브리핑과 디브리핑

1. 프리브리핑
어떤 행동, 과정, 절차를 시행하기 위한 계획을 사전에 주의 깊게 검토하는 과정. 실제 임무가 시작되기 전에 참가자들이 역할을 나누고 준비하는 단계이다.

2. 디브리핑
어떤 행동, 과정, 절차, 사건 등이 완료되면 진행된 상황을 검토하여 필요한 정보를 찾아내는 과정이며 시행한 행동과 절차를 되돌아보고, 다음 임무에 사용할 향상된 계획을 만드는 단계이다.

KALS 시뮬레이션은 강사가 실습 방법을 소개하고 심장정지 시나리오를 프리브리핑(pre-briefing)한 다음 시작된다. 프리브리핑은 실습에 참여하기 위해 필요한 정보를 알려주는 시간이다. 실습을 할 때 어색하지 않도록 실습 환경을 소개하고 진행 방법을 알려준다. 강사는 지식이나 기술을 가르쳐주는 강의를 하지 않는다.

실습이 시작되면 강사는 시뮬레이터를 조작하면서, 실습생들의 행동을 관찰한다. 강사가 실습을 멈추면 디브리핑을 시작한다. 디브리핑은 실습생들이 배운 것을 정리하는 시간이다.

KALS 디브리핑은 실습생을 중심으로 구조화되고, 지지적인 방법으로 시행한다. 실습생을 평가하고 질책하는 것이 아니라, 실습생이 스스로 전문소생술 알고리즘을 검토할 기회를 제공해야 한다.

KALS 시뮬레이션의 목표는 반복된 실습을 통해

전문소생술 알고리즘에 익숙해지는 것이다. 강사와 실습생은 시뮬레이션을 반복하면서 소생팀 활동을 점검하고 개선시켜 나가게 된다. 이번 장에서는 반복되는 실습의 전후에 시행하는 브리핑과 디브리핑의 방법을 살펴보도록 한다.

시뮬레이션 실습을 시작하기 전에 할 일: 프리브리핑

교육목표 설정 및 실습생의 특성 파악

디브리핑의 중요성
강의나 실습 시연처럼 강사가 주도하는 교육에서는 학생들은 하나의 정답만을 주입식으로 배우게 된다. 이 경우 빠르게 배울 수는 있지만 맥락을 이해하지 못하고 수박 겉핥기처럼 얕은 수준에 머무르게 된다. 하지만 서투르더라도 먼저 실습을 진행 후, 배운 것을 확인하는 디브리핑 과정을 거치면 다양한 상황에 대응할 수 있는 순발력과 넓은 시야를 배울 수 있다. 복잡한 문제가 무엇이고 자신이 능숙하지 못한 부분을 어떻게 채워나갈지 아는 것이 전문가가 되기 위한 첫 걸음이다.

심장정지 환자는 심장질환뿐만 아니라, 호흡부전, 의식소실, 외상, 감염, 약물 부작용 등 다양한 원인에 의해서 발생한다. 이 때문에 환자와 직접 만나는 여러 직종의 의료인들이 전문소생술을 배우고 있다. KALS 강사는 다양한 배경지식과 경험을 가진 교육생을 대상으로 실습을 진행하게 된다.

만약 실습생의 배경지식이 부족하면 추가적인 강의나 실습시간이 필요하다. 경험이 많은 실습생이 심전도, 기도관리, 불안정한 빈맥, 서맥의 치료 등에 대해 질문을 한다면 예상보다 늦게 과정이 끝나게 된다. 이러한 실습생의 특성에 따라서 교육의 내용과 시간이 변경될 수 있다.

KALS 교육은 소생팀 훈련이기 때문에 여러 직역의 의료인들과 함께 훈련하게 된다. 이때 실습생들의 배경지식과 필요 내용이 다르기 때문에 일부 실습생에만 초점을 맞추어 실습하기 어렵다. 오히려 다양한 팀원들이 서로 역할을 조정하여 더 나은 치료를 제공하는 팀 훈련이 강조된다.

실습 소개

처음 소생팀 훈련을 시작하면 많은 것이 어색하다. 익숙한 동료들이 아닌데 도움을 요청해야 하고, 실제 진료현장에서는 내가 하는 일이 아닌데 어쩔 수 없이 해야 한다.

마네킹으로 치료하는 척 연기하는 것도 어색하다. 혈관을 찌르는 것도 아닌데 정맥혈관으로 약을 주는 연기를 하고 실제로 하지 않은 처치와 검사도 말로 했다고 선언해야 한다. 시뮬레이션 훈련은 진짜 같은 환자를 만드는 훈련이 아니라 진짜 같이 소생술을 잘 하는 교육생을 만드는 훈련이기 때문이다.

실제 환자를 치료할 때보다 말도 많이 해야 한다. 환자 상태나 반응도 다른 팀원들이 보면 알 수 있는데 말로 알려주라고 한다. 팀원 간 협력의 수준은 어떤 대화가 오가는지에 따라 달라지기 때문에 팀 훈련에서는 말하는 방법도 연습해야 한다.

만약 실습생들이 이러한 규칙을 알지 못하면 적극적인 팀 훈련이 이루어지지 않는다. 실습을 시작하기 전에는 이러한 시뮬레이션의 특성과 실습이 진행되는 방식을 알려주면 보다 원활하게 실습이 진행된다. 실습이 진행되는 순서, 팀원들이 각자 맡아야 하는 역할, 실습은 몇 번 하게 되며, 쉬는 시간은 언제인지 미리 알려주면 실습에 더욱 집중하게 된다.

> **동기부여의 방법**
> 자기 주도 학습에서 학습동기가 충분한 실습생은 학습목표에 몰입하는 특성을 보여준다. 새로운 아이디어를 제시하고, 열정과 의욕을 보여준다. 일을 주도적으로 처리하고, 자신과 동료의 능력 향상을 위해서 노력한다. 평균적인 목표와 기대수준을 항상 뛰어넘는다.
> 동기부여가 된 KALS 강사는 수업시간을 채우는 것에서 끝내지 않고, 임상에서 환자에게 도움을 줄 수 있는 의료인을 만들기 위해서 열정과 의욕을 가진다. 학습자들이 스스로 배움의 동기를 찾고, 본인의 업무에 활용할 수 있도록 KALS 강사는 다음과 같은 방법을 사용한다.
> - **인정하기**: KALS 강사는 바쁜 일정 속에 전문소생술을 배우기 위해 참가한 실습생들을 존중하고, 스스로 실습하고 고민할 수 있는 기회를 제공한다.
> - **역량 강화**: KALS 강사의 책임은 가르치는 것에 그치지 않고, 실습생이 배운 것을 실행할 수 있게끔 돕는 일까지를 포함한다.
> - **긍정적 피드백**: KALS 강사는 실습생들의 행동을 관찰하고 좋은 행동을 반복해서 더 발전할 수 있도록 긍정적인 면을 강조하고 칭찬한다.

동기부여

KALS 교육의 목표는 병원에서 환자에게 전문소생술 지침에 따른 수준 높은 팀 소생술을 시행하는 것이다. 많은 병원에서 심장정지 안내 방송을 만들고 심폐소생팀을 운영하지만, 환자의 곁에 있는 것은 의료인 각자의 몫이 크다. 그래서 KALS 과정의 목표는 탁월한 학습 내용을 제공하는 것이 아니고, 실습생이 심장정지 환자를 마주쳤을 때 직접 역할을 할 수 있도록 도움이 되는 것이다. 강사가 중심이 되어 가르치는 것에서 실습생이 중심이 되어 배우도록 바꾸는 열쇠는 '동기'이다.

> **동기부여의 방법**
> -기대: 실습 내용의 어려운 점만 강조하면 실습생들이 힘들어서 포기하고 의욕을 잃게 된다. 신뢰와 기대를 통해서 다시하면 더 잘할 수 있다는 말 한마디가 내일의 의욕을 불러 일으킨다.

의료인은 왜 소생술을 배워야 할까? 이미 심장이 멈춘 환자이고, 모든 의료인이 소생술을 잘 할 수도 없지 않을까? 기본소생술만 배우면 되지 않을까? 이러한 질문에 답할 수 없다면, KALS 과정에 참가했더라도 시간만 때우다가 끝나게 된다. KALS 과정에 참가한 강사와 실습생은 이 과정의 학습목표, 여기서 배운 것을 임상에 어떻게 사용할지 질문을 스스로 던져보아야 한다.

학습과정에 적극적으로 참여할 이유를 찾기 위해서 강사들은 여러 방법을 사용한다. 최소 수준의 동기를 부여하기 위해서 강사는 시험을 강조할 수 있다. KALS 과정은 자격증이 발부되고, 열심히 하지 않으면 시험에 떨어질 것이라고 말한다. 하지만 자격증을 위한 동기는 시험이 끝나는 순간 사라진다. 중간 수준의 동기는 학습에 가치가 더해지는 경우이다. KALS 과정을 마치면 의료인으로서 필수적인 소생 치료를 배우게 되는 것이라고, 좀 더 실력있는 의료인이 될 수 있는 방법이라고 말한다. 책임감으로 채워진 동기는 일상의 중압감 속에서 희석된다. 심장정지 환자를 주로 치료하지 않는 의료진은 빠르게 소생술의 방법과 중요성을 잊게 된다.

> **잘된 소생 팀 실습과 잘못된 실습의 차이점**
> 성공적인 시뮬레이션에서는 실습생들이 스스로 자기 경험을 개선해 나간다. 리더 역할을 바꾸어 가며 실습을 반복할수록, 주도적인 실습생들은 실력이 빨리 향상된다. 나쁜 시뮬레이션 실습에서는 강사가 주도적으로 소생을 가르치며 실습생은 수동적이 된다. 실습이 반복되어도 실습생들이 지루해하고 실력이 늘지 않는다.

높은 수준의 동기는 자기 발전의 즐거움에서 생겨난다. 전문소생술은 소생술을 잘 하는 방법만이 아니라, 의료인이 일상에서 느끼는 의료사고의 위험성을 줄여 나가는 방법이다. 팀 접근 방법을 통해서 나 혼자 감당할 수 없는 중증환자를 살리는 기술이며, 내가 일하는 의료기관을 안전하고 일할 만한 곳으로 바꾸는 변화이다. 강사는 실습생의 수준에서 학습의 필요성을 발견하고, 자기 발전의 방향을 잡아 나갈 수 있도록 기회를 주어야 한다. 팀원의 기대와 신뢰 속에서 실습생들은 자기 개발의 방향을 찾아 가게 된다.

> **디브리핑과 팀훈련**
> 팀 훈련은 대화로 이루어지며, 디브리핑은 팀원 간의 긍정적인 대화구조를 연습하는 시간이다. 디브리핑에서 팀원 간의 의사소통, 소생팀의 협력 수준을 개선하면, 소생훈련에서도 팀원 간의 의사소통, 협력 수준이 향상된다.
> 절차를 확인하고 개선하는 디브리핑에 익숙해지면 팀 훈련 속에서도 디브리핑이 이루어진다. "가슴압박은 깊게 하세요, 에피 1 mg 주세요"라는 단편적인 명령 대신 "가슴압박 잘 되고 있나요? 환자에게 더 필요한 치료가 있을까요?"라고 의견을 요청한다. 소생치료 중에도 상황의 공유를 위한 브리핑과 추가적인 치료에 대한 디브리핑이 이루어진다.
> 반복된 실습과 디브리핑에 익숙해지면 KALS 실습실에서뿐만 아니라, 의료인들이 일하는 임상 현장에서도 대화와 협력의 수준이 개선된다.

시뮬레이션 실습을 마치면서 할 일

긴장 풀어주기(Ventilation)

시뮬레이션 실습이 끝나면 누구나 스트레스를 받는다. 가슴압박도 힘들고, 리더와 팀원의 역할도 어색하지만, 가장 힘든 것은 잘 모르는 사람들 앞에서 실수를 하는 것이다. 익숙하지 않기 때문에 할 일을 빼먹기도 하고, 심전도 리듬을 틀리게 판독할 수 있다. 남들 앞에서 실수하는 것은 혼자 실수하는 것보다 더 부끄러운 일이다.

하지만 실수를 교정하며 실습을 반복하는 것이 실력을 가장 빠르게 늘리는 방법이다. 실습과 실습 사이에 개선점을 찾아보고 다음 실습을 준비하려면 남들 앞에서 실수하는 것이 덜 힘들어져야 한다. KALS 강사는 하나의 실습이 끝나면 먼저 실습생들이 긴장을 풀고 객관적인 입장에서 절차와 행동을 점검할 수 있도록 도와준다.

실습 후 긴장을 풀기 위해서 자리에 앉는 것이 좋다. 바로 강사가 평가를 하는 것보다 실습생 스스로 자기 경험을 돌아보는 것이 좋다. 실습생들 중에서도 비교적 객관적으로 관찰할 수 있었던 사람부터 말을 거는 것이 좋다. 실습이 끝나자마자 스트레스가 가라앉지 않은 채로 강사가 리더에게 뭐가 잘못 되었냐고 격앙된 어조로 묻는 것이 가장 나쁜 방법이다. 실수하지 않으려고 움츠리기 시작하면 실습생들은 말이 없어지고, 서로 협조하는 팀 분위기도 생기지 않는다.

> **i**
>
> **구조화된, 지지적인 디브리핑**
>
> KALS 실습은 짧은 시간 동안 강사가 많이 가르쳐 주는 것이 목적이 아니다. 실습생이 여러 번 훈련에 참여하여 자기 주도적으로 전문소생술 알고리즘을 익히는 것이 목적이다. 학습자 중심으로 표준화된 교육이 이루어지기 위해서 KALS 디브리핑은 구조화된 지지적인 방식으로 시행한다.
>
> KALS 디브리핑은 알고리즘의 표와 체크리스트의 표준화된 학습목표를 바탕으로 시행한다. 디브리핑의 순서는 정보수집(Gathering), 분석(Analysis), 요약(Summary)의 구조로 진행하는데, 학습자가 스스로 알고리즘을 따랐는지 확인하고, 개선 방안을 배울 수 있는 순서대로 디브리핑을 시행한다.
>
> 학습자 중심의 실습에서 강사의 역할은 전통적인 교사의 역할과 달라진다. 교습자주도의 학습에서는 학생을 평가하고, 모범적인 정답을 제시하는 것이 강사의 모습이었다면, 학습자 주도 학습에서는 학생들이 실습에 몰입할 환경을 만들어주고 다음 단계로 나아갈 수 있도록 좋은 질문을 제시하는 것이 자기주도적인 성인 학습의 촉진자(Facilitator)로서 강사가 맡아야 할 역할이다.

긍정적 피드백과 먼저 칭찬하기

긴장을 줄이면서도 개선할 방향을 찾아 나가기 위해서 긍정적 피드백과 먼저 칭찬하는 방법을 사용한다. 변화라는 것은 바꾸어야 할 점만을 찾아낸다고 이루어지지 않는다. 성공적이었던 절차를 확인하고 긍정적인 행동을 반복해 나가면서, 개선할 행동을 추가해 찾아 나가야 전체적인 수준을 향상시킬 수 있다.

잘못된 행동이나 절차를 바꿀 때에도 "틀렸다, 제대로 해"라는 부정적인 피드백은 변화를 만들기 어렵다. 구체적인 방법을 알려주고 "이렇게 하면 다음에는 더 잘할 수 있다"는 긍정적인 피드백을 주어야 부족한 부분도 채워 나갈 수 있다.

팀워크는 상호신뢰 속에서 시작된다. 야단치거나 부정적인 피드백을 주기 전에 칭찬이나 긍정적인 피드백을 통해서 상호 도움을 주는 관계를 먼저 만들어야 한다. 상대방을 칭찬할 때는 "잘생겼다, 인상이 좋다"라는 뜬금없는 내용보다는, 소생술 실습 중에 "힘들었을 텐데 가슴압박을 중단 없이 지속적으로 잘했다, 짧은 시간 동안에도 심전도 리듬을 판독해서 제세동이 빠르게 이루어졌다"라고 구체적인 행동을 칭찬한다.

디브리핑

실습과 실습 사이에 개선점을 찾아보고 다음 실습을 준비하는 과정이 디브리핑이다. KALS 디브리핑은 구조화된 순서대로, 학습자에 지지적인 방식으로 시행한다. 강사는 실습생의 행동을 평가하거나 본인이 직접 문제를 풀어주기 전에, 실습생들이 주도적으로 정리할 수 있도록 다음과 같은 질문을 한다. 이 과정은 처음에는 누구나 어색할 수 있다. 미국심장협회에서 채택한 GAS (정보수집 - 분석 - 요약) 방법은 디브리핑 방법 중 하나로 여러분의 디브리핑 기술 향상에 도움을 줄 수 있을 것이다.

GAS 방법을 이용한 디브리핑의 구조와 예시

단계	목표	예시 문구
Gather (정보분석)	1) 참가자들의 기분을 이해하기 - 참가자들의 감정 상태를 파악 2) 시나리오 중에 어떤 일이 발생했는지 확인 - 팀 리더에게 요청 - 팀 구성원에게 설명이나 추가 정보 요청	참가자 모두에게) 어떤 느낌이었나요? 리더에게) 어떤 일이 일어났는지 알려줄 수 있나요? 팀원에게) 추가적으로 더 설명할 수 있나요?

실패한 디브리핑

디브리핑은 실습을 정리하는 과정이지만, 사실은 다음 실습을 더 잘하기 위한 과정이다. 흔히 실패하는 디브리핑 방식은 더 잘하기를 포기하는 것이다

1. 실습을 중단하고 강의를 하거나 실습생들이 잘 따라오지 못한다고 실습을 중단하는 것은 좋지 않다. 실습생이 실제로 잘 할 때까지 실습 기회를 더 주어야 한다.
2. 실습 후에 실습생들이 더 힘들어 한다. 잘 되지 않는다고 포기하고 싶어하는 학생들에게 열심히 하라고 몰아붙여도 달라지지 않는다. 어디부터 잘못되었는지 실수를 찾고, 왜 그렇게 되었는지 공감해주어야 다음 실습을 더 열심히 하게 된다.
3. 강사가 질문을 하고 강사가 대답을 하는 것은 적절치 않다. 실습을 정리할 때는 스스로 알고리즘을 반복하고 다음 할 일을 미리 떠올려 보아야 빨리 익숙해진다. 강사의 역할은 실습생에게 기회를 주는 것이다.

단계	목표	예시 문구
Analyze (분석)	1) 시나리오 수행 기록 리뷰 - 잘한 점과 교정이 필요한 부분을 찾아냄 2) 참가자 개별 및 팀에 대한 성찰, 분석 - 참가자들이 스스로 생각 할 수 있도록 질문	시나리오가 어떻게 진행되었는지 설명해 주시겠어요? 잘한 부분) 어떻게 "A"를 수행해야 한다고 생각했나요? 개선이 필요한 부분) "A" 라고 지시한 부분에 대해서 저(강사)는 이해했습니다만, 팀원들은 어떻게 이해했나요? 이 부분을 해결하기 위해서는 어떤 부분이 추가적으로 필요할까요?
Summarize (요약)	1) 시나리오를 마무리하며 요약 - 학생 주도 요약 또는 강사 주도 요약 2) 꼭 숙지해야 할 부분에 대해 확인	학생 주도 질문) 누가 이 시나리오의 키 포인트에 대해 이야기 해 볼래요? 강사 주도 질문) 원래 이 시나리오의 목표는 다음과 같습니다. 다음에 이런 상황이 발생한다면 해결할 수 있나요? 실제 우리 경험과 다른 점은 어떤 게 있을까요?

표준화된 방법으로 실습을 반복하기 위해서 학습자 중심의 디브리핑을 추천한다. 실습생들은 자기주도적으로 실습 경험을 정리하고, 무엇을, 언제, 어디서, 어떻게, 왜 그랬는지를 확인한 다음, 개선방안을 마련하게 된다. 강사는 학습목표를 주지하고 GAS 패턴으로 학생들이 주도적으로 정리할 수 있도록 하며, 강의나 실습 시범을 피해야 한다.

실패한 디브리핑

4. 학습목표에 대한 일관성을 유지하는 것이 중요하다. KALS 과정은 심장정지 알고리즘을 반복 훈련하는 것이다. 학습목표에 벗어나는 부정맥 치료나, 기관내삽관 등을 가르치려면 다른 강의나 실습시간이 필요하다.
5. 동기부여는 무엇보다 중요하다. 강사가 배우라고 일방적으로 요구하면 실습생들이 따라오지 못한다. 강사가 왜 필요한지 알려주고, 낮은 수준에서라도 소생술에 참여하도록 격려해야 한다.

다음 실습으로 이어가기(디브리핑이 다시 브리핑으로)

디브리핑은 하나의 실습을 정리하는 과정이지만, 다음 실습을 준비 하며 절차와 행동을 개선해 나가는 과정이기도 하다. KALS 실습에서는 리더를 바꾸어 가며 심장정지 실습이 반복되기 때문에, 하나의 디브리핑은 자연스럽게 다음 실습을 위한 브리핑으로 연결된다.

실습을 반복하면 새로운 것에 익숙해지게 된다. 실습생들이 새로운 것에 익숙해지면 강사는 조금 더 복잡한 내용을 추가한다. 디브리핑도 부분적인 내용에서 전체를 볼 수 있는 복잡한 개념까지 확장된다. 첫 번째 실습은 리듬 판독과 제세동까지 시행하지만, 두 번째, 세 번째 실습은 팀 훈련과 심장정지 원인 치료까지 다룰 수 있다 .

KALS 시뮬레이션은 실습과 디브리핑이 개선되는 방향으로 반복된다. 강사는 단계별 실습 목표와 디브리핑 주제를 안내하고, 실습생은 반복된 훈련과 참여로 실력을 키워 나간다.

전문소생술의 리더와 팀원의 위치

실습 중 리더는 환자, 모니터뿐만 아니라 다른 팀원들이 모두 잘 보이는 곳에 위치한다. 이곳에서 리더는 상황을 모니터하며, 팀원에게 피드백을 한다.

> **시뮬레이션 평가**
> 전문소생술의 이론과 술기를 배우고 나면 환자 시뮬레이터를 이용하여 소생 치료를 연습한다. 전문 소생술 알고리즘에 따라 실습을 마치면 체크리스트를 바탕으로 강사가 디브리핑을 진행한다. 실습생들은 표준화된 심장정지 시뮬레이션을 통해서 소생팀의 지식과 기술을 확인하고, 리더와 팀원으로서의 역할을 경험한다.

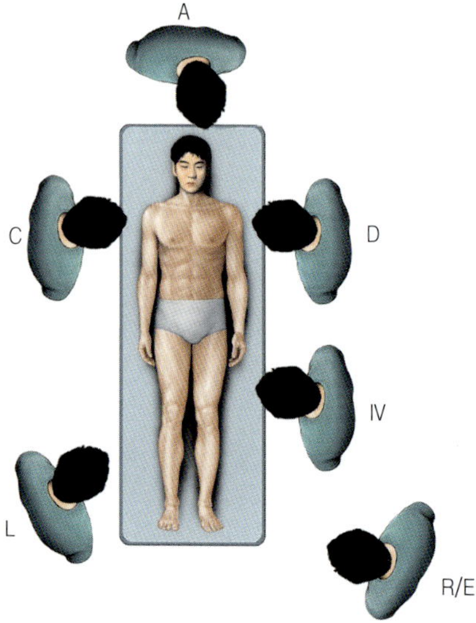

- 전문소생술의 리더와 팀원의 위치
- A : 기도관리 C : 가슴압박 D : 제세동 및 모니터링
- IV : 정맥주사, 약물투여 L : 팀리더 R/E : 기록 담당

TROICA (Training of In-hospital Cardiac Arrest) 실기시험지

Critical Performance Steps	교육일: 20 년 월 일
BLS performance: 1인 의료인 상황. 수준 높은 가슴압박 20회 후 다른 팀원들 합류	평가 표시, 미선정 (연습 시)
1. (양쪽 어깨를 두드리며) 환자의 의식을 확인한 후, 도움(심장정지 방송과 제세동기)을 요청한다	□2점 □1점 □0점
2. 맥박과 호흡(무호흡 또는 비정상 호흡)을 동시에 확인(5-10초)하고, 고품질의 가슴압박을 시행한다	□2점 □1점 □0점
Teamwork: 5-7인 소생팀 도착 상황. 팀원과 가슴압박을 교대한다.	
3. 본인이 리더 역할임을 알리고, 팀원의 역할을 지시한다(가슴압박, 모니터부착, 기도확보, 정맥로 확보 등)	□2점 □1점 □0점
4. 팀원에게 고품질의 가슴압박과 과환기 방지를 지시하고, 2분마다 교대시킨다	□2점 □1점 □0점

5. 팀원에게 소생술의 진행상태를 요약하여 알려주고, 추가적으로 필요한 검사와 치료에 대하여 팀원의 의견을 요청한다	□2점 □1점 □0점
Ensure KALS algorithm: 리더는 KALS 알고리즘에 따라 팀원 간 원활히 협력이 이루어지도록 심폐소생술을 진행한다	
6. 2분마다 리듬을 확인한 뒤, Shock/Non shock을 지시한다	□2점 □1점 □0점
7. 가슴압박, 약물투여가 원활히 이루어질 때, 가슴압박 중단을 최소화하며 전문기도유지기 삽입을 지시한다	□2점 □1점 □0점
8. 심정지의 가역적인 원인에 맞는 치료를 지시한다	□2점 □0점
VF/ pulseless VT Management	
9. VF(맥박 확인 안함) 또는 Pulseless VT(맥박 확인함)임을 팀원에게 알린다	□2점 □1점 □0점
10. 즉시 안전하게 제세동을 지시하고, 제세동후에 곧바로 가슴압박시작을 지시한다	□2점 □1점 □0점
11. 올바른 약물(epinephrine 과 amiodarone/lidocaine) 투여를 지시한다	□2점 □1점 □0점
PEA/Asystole Management	
12. Asystole(맥박 확인 안 함) 또는 PEA(맥박 확인함) 임을 팀원에게 알린다	□2점 □1점 □0점
13. 올바른 약물(epinephrine) 투여를 지시한다	□2점 □1점 □0점
Post Cardiac Arrest Care	
14. 맥박을 확인하여 ROSC임을 팀원에게 알린다	□2점 □1점 □0점
15. 환자의 상태(혈압, 산소포화도, 12 유도 심전도, 의식상태)를 확인하고, 심장정지 후 집중치료, 관상동맥 중재술 고려, 목표체온유지치료 준비 등을 지시한다	□2점 □1점 □0점
■ 교육생 이름:	
■ 평가 표시 기준: 2점=정확하게 모두 시행 1점=미흡, 부족 0점=미시행 혹은 잘못된 시행, 오류	
■ 평가 점수: 총 점/30점	□합격□불합격□재시험
■ 실기평가 강사 이름: (서명)	강사 평점: □상□중□하

- 테스트 시트를 학생들에게 미리 공지하고, 흔한 오류를 미리 체크하여 주십시오
- 1인 기본소생술을 강조하여 관찰하여 주십시오
- 심장정지 리듬은 모두를 선정하여 누락되지 않도록 각 점수나 리듬 순서에 ✓ 혹은 ■ 표시를 정확하게 표기하십시오

대한심폐소생협회 Korean Association of CardioPulmonary Resuscitation

6
CHAPTER

약물 치료

한양대학교 의과대학 응급의학과 오재훈

심장정지 시 사용하는 약물

기관내관(ETT)으로 투여된 에피네프린의 효과
최근 동물실험에서 ETT를 통해 주입된 낮은 농도의 에피네프린이 일시적인 β-아드레날린성 효과(혈관확장효과)를 나타낼 수 있음을 보여 주었다. β-아드레날린성 효과는 관류리듬을 보이는 심장정지 환자에게 저혈압, 관상동맥 관류압 저하를 일으켜 소생술에 악영향을 미칠 수 있다. 아직 권고하는 ETT로의 투여 용량이 바뀌지는 않았으나, ETT(에피네프린, 바소프레신, 리도카인 투여 가능, 아미오다론 근거 없음) 보다 IV/IO 경로를 통한 투여가 더 중요하게 강조되었다.

혈관수축제

심장정지 환자에서 혈관수축제 사용이 환자의 심박출량과 혈압을 상승시키고 뇌와 심장의 관류압을 향상시킬 수 있어 소생술에 사용한다.

심장정지에 사용되는 혈관수축제는 다음과 같다.

- 에피네프린(Epinephrine): 1 mg IV/IO (3-5분마다 반복)
- 바소프레신(Vasopressin): 1회 40 IU IV/IO로 첫 번째, 두 번째 에피네프린을 대체가능

만일 IV/IO 시도가 어렵거나 지연되면, 1:1000 에피네프린 2-2.5 mg을 5-10 mL 증류수나 생리식염수에 희석해 기관내관(ETT)으로 직접 주입한다. 그러나 ETT로 약물을 투여할 경우, 다양하고 예측 불가능

한 약물흡수와 혈중농도를 보일 수 있으므로 주의해야 한다.

참고로 미국심장학회에서 발간하는 가이드라인에는 아직 있으나 유럽소생의학회에서 발간하는 가이드라인에서는 이 항목이 2010년 이후 삭제되었다.

에피네프린의 부작용
에피네프린은 β-아드레날린성 효과로 심근 산소소모량을 증가시키고 심근허혈을 악화시킬 수 있다. 증가된 후부하는 심박출량을 감소시킬 수 있으며, 환자가 자발순환회복 상태가 되면 고혈압, 빈맥, 부정맥이 생길 수 있다.

에피네프린

에피네프린은 α-아드레날린성 수용체를 자극시켜 혈관수축에 의해 혈압과 심박수를 증가시키고 뇌와 심장의 관류압을 향상시킨다. 작용시작 시간은 1-2분, 지속시간은 2-10분으로 모두 짧다. 병원밖 심장정지 환자에 대한 에피네프린의 효과를 평가한 대규모 무작위 연구에서 에피네프린 투여가 위약 투여보다 자발순환 회복과 퇴원 생존율은 높이지만, 퇴원 및 3개월 후 신경학적 예후에는 차이가 없었다. 고용량 에피네프린을 투여한 경우 기존의 투여량을 투여한 군에 비하여 자발순환회복률과 생존 입원율이 향상되었다는 매우 낮은 수준의 근거가 발견되었으나, 생존퇴원율과 신경학적 예후를 향상시키지는 못했다. 따라서, 고용량의 에피네프린을 일상적으로 투여하는 것은 권고하지 않는다. 다만, 소생술 경험이 많은 의사가 고용량의 에피네프린이 필요하다고 판단하는 경우 투여를 고려할 수도 있다. 충격필요리듬의 심장정지에서는 제세동을 우선 시행하고 에피네프린 투여가 시작되지만, 제세동이 필요 없는 충격 불필요리듬 환자에서는 가능한 신속하게 투여한다. 말초정맥으로 투여할 경우 매번 생리식염수 20 mL 덩이 주사하고, 수액이 들어가는 팔을 심장 높이 이상으로 20초간 올려야 한다. 심장정지 시 에피네프린 1 mg, 3-5분마다

(또는 가슴압박 두 번 교대마다) 반복 투여한다.

바소프레신 수용체
V1a: 주로 혈관평활근 세포에서 혈관 수축을 일으키며, 혈소판에서는 응집을 매개한다.
V1b: 주로 뇌하수체전엽에 뇌하수체자극호르몬 분비와 관련한다.
V2: 신장 집합관에 위치하며 물의 재흡수와 밀접한 관련이 있다.

바소프레신의 부작용
고혈압, 서맥, 부정맥, 심방조기수축, 심장차단, 관상동맥부전, 심박출량 감소, 심근허혈 등을 일으킬 수 있다.

바소프레신

바소프레신은 내재적 바소프레신(항이뇨호르몬)과 동일하다. 관상동맥과 신장혈관을 수축시키는 비아드레날린성 말초 혈관수축제이다. 항이뇨작용에 필요한 용량보다 많이 투여하면 바소프레신은 직접적으로 V1 수용체를 자극하여 평활근을 수축시켜 혈관수축을 일으킨다. 심장정지 환자에서 바소프레신의 효과가 에피네프린 단독 투여와 비교하여 대체제로써 이점은 없으나, 바소프레신의 단독 혹은 병합 사용이 심장정지 환자의 예후를 악화시킨다는 보고도 없다. 따라서, 에피네프린 투여를 대신하거나 추가 투여를 고려할 수 있다. 첫 번째나 두 번째 에피네프린 투여를 대체하거나 에피네프린에 추가해서 바소프레신 40 IU 1회 투여를 고려할 수 있다. 투여 후 즉시 작용이 시작되며 작용기간은 10-30분이다.

항부정맥제

불응성 심실세동과 무맥성 심실빈맥의 치료를 위한 아미오다론(Amiodarone)이나 리도카인(Lidocaine)의 투여는 생존 퇴원율이나 좋은 신경학적 예후의 가능성을 높인다는 증거는 부족하다. 그러나 아미오다론은 위약보다 생존 입원율을 높이고 리도카인은 위약과 비교하면 자발순환회복률을 높이고 생존 입원율을 높인다. 총 2-3회의 제세동에도 심실세동/무맥성 심실빈맥이 지속될 때는 아미오다론이나 리도카인 중 하나의 사용을 고려한다. 이 약물들은 소생 후에도 유지치료를 위해 사용할 수 있다.

- 아미오다론
- 리도카인
- 마그네슘(Magnesium Sulfate)

아미오다론 투약 주의사항
아미오다론 주입 전에 모니터상 심전도를 꼭 확인해야 한다.
제세동 필요리듬(심실세동/무맥성 심실빈맥)에서 불필요리듬(무수축/무맥성 전기활동)으로 전환되었는데도 아미오다론을 투약하는 오류가 많이 발생한다.

아미오다론은 원액이 매우 끈끈하여 5% D/W 20-30 mL에 희석해서 투여해야 한다.

아미오다론 투여 시 부작용
폐독성, 간독성, 피부발진, 광과민반응, 갑상선 기능이상, 위장관 증상 등이 생길 수 있다. 디곡신이나 베타차단제, 칼슘차단제, 항응고제와 갑상선 약물과 같이 복용하면 약물농도 증가와 독성이 생길 수 있다. 가장 흔한 부작용은 저혈압이며 가장 심각한 합병증은 폐독성이다.

아미오다론

Class Ⅲ 항부정맥제로 심장에 대한 효과는 장기간 투여할 경우 재분극과 불응성을 연장시키고 동방결절 기능을 저해하고 방실전도를 억제시키며, 부전도로를 통한 불응기를 연장시켜 심장을 느리게 한다. 심실성빈맥과 상심실성빈맥 치료 시 사용되며 특히 불응성 심실세동/무맥성 심실빈맥이 지속될 때 사용을 고려한다. 심장정지 시 아미오다론을 사용해서 병원 퇴원 생존율이 증가된 증거는 없지만, 위약 실험/리도카인과 비교해서 단기간 생존율(병원입원 생존율)이 증가되었다. 아미오다론은 나트륨, 칼륨, 칼슘 통로에 영향을 미치는 복합적 약물이며 α, β-아드레날린성 수용체를 차단하는 성질도 있다.

제세동 3회에도 반응하지 않고, 심실세동/무맥성 심실빈맥이 지속될 경우 다음과 같은 방법으로 투여한다.

첫번째 용량: 300 mg (D/W 20-30 mL에 희석) IV/IO 일시 주사

두번째 용량: 150 mg (D/W 20-30 mL에 희석) IV/IO 일시 주사(제세동 5회 후에도 반응이 없을 때)

리도카인

리도카인은 불응성 심실세동과 무맥성 심실빈맥의 치료 시에 위약과 비교하여 자발순환회복률을 높이고, 생존 입원율을 높이는 결과를 보였다. 리도카

> **리도카인의 부작용.**
> 서맥, 저혈압, 다형 심실빈맥인 비틀림 심실빈맥 (torsades de pointes)

인은 아미오다론과 비교하여 두 약제의 차이에 대한 근거가 없어 동등하게 사용될 수 있다.

- 1회 투여용량: 1 – 1.5 mg/kg IV/IO
- 필요한 경우 5 – 10분 이상 간격을 두고 최대 3 mg/kg까지 0.5 – 0.75 mg/kg IV/IO을 반복투여 가능
- IV/IO투여가 불가능할 경우: ETT로 2 – 4 mg/kg

마그네슘

마그네슘은 칼슘 통로에 대한 영향과 다른 세포막 효과로 비틀림 심실빈맥의 치료에 사용된다. 이전 2011년 가이드라인까지 다형성 심실빈맥에 의한 심장정지 환자에게 저마그네슘혈증이 의심되는 경우 사용하였으나, 새로운 권고안에서는 성인 심장정지 환자에게 일상적인 마그네슘 사용을 권고하지 않는다.

마그네슘의 적응증은 다음과 같다.

- 저마그네슘혈증으로 인한 불응성 심실세동/무맥성 심실빈맥
- QT 간격 연장과 관계된 비틀림 심실빈맥(torsade de pointes)

> **마그네슘의 부작용**
> 서맥, 신경독성, 호흡저하

용량 및 투여방법은 다음과 같다.

- magnesium 1 – 2g IV/IO를 10 mL D5W에 희석하여 5-10분 동안 정주. 마그네슘은 혈관 확장을 유발하며, 빠르게 주입할 경우 저혈압이 발생할 수 있음

스테로이드(Steroid)

병원내 심장정지에서 스테로이드 사용에 대한 연구는 많지 않다. Mentzelopoulos 등은 심장정지 중 바소프레신, 에피네프린, 메틸프레드니솔론(methylprednisolone)을 병합 사용하고 자발순환 회복 후 하이드로코티손(hydrocortisone)을 투여한 그룹에서 에피네프린을 단독으로 투여한 그룹에 비해 생존 퇴원 및 좋은 신경학적 예후를 갖고 퇴원한 비율이 높게 나타났다고 보고하였다. 병원전 심장정지 환자의 신경학적 예후와 관련된 메타연구에서는 스테로이드 사용이 자발순환회복률과 생존율을 증가시킨다고 보고하였다. 하지만, 아직 잘 설계된 무작위 대조 연구는 없는 상태이다.

기존에 사용되는 용량 및 투여방법은 다음과 같다.

- 첫 5주기(1주기 약 3분) 동안 바소프레신 20 IU과 에피네프린 1 mg, 첫 주기 동안 메틸프레드니솔론 40 mg 투여 후 자발순환회복 후 하이드로코티손 300 mg 투여(7일간 투여 후 단계적으로 조정한다.)

자발순환 회복 후 사용 약물

베타차단제(β-blocker)

부정맥을 유발할 수 있는 카테콜라민의 과다 활성을 막고, 심근의 허혈성 손상을 줄이고 세포막을 안정시키는 효과가 있으나, 혈역학적으로 불안정하게 만들거나 심부전 악화, 서맥을 유발할 수 있다. 불응성 심실세동/무맥성 심실빈맥에 의한 심장정지 환자에서 자발순환회복 직후 예방의 측면에서 베타차단제 투여를 일상적인 사용은 권고하지 않는다.

리도카인

리도카인 역시 심근경색에 의한 부정맥 발생을 억제하여 심실부정맥으로의 진행을 예방하고 유해성은 없지만, 생존 예후를 증가시키지는 못한다. 심실세동이나 빈맥이 아닌 리듬에 의한 심장정지인 경우에는 항부정맥제의 예방적 사용에 대한 근거가 없다.

비 심장정지 상황(증상 있는 위험한 빈맥 및 서맥)에서 사용하는 약물

아데노신(Adenosine)

아데노신은 아데노신 일인산의 탈인산화에 의해 생성된 내인성 아데노신 뉴클레오시드이다. 인체의 모든 세포는 아데노신을 포함하고 있으며 동방결절과 방실결절에 영향을 미친다. 볼프파킨슨화이트증후군(조기흥분증후군, WPW syndrome)에서 부전도로를 통한 전도를 변화시키지 않고, 방실결절 차단을 통해 주로 발작성 상심실성빈맥을 제거한다. 그러나 방실결절을 포함하지 않는 회귀성 상심실성빈맥은 아데노신에 의해서 없어지지 않는다. 아데노신은 반감기가 10초 이내로 빠르게 대사되고 혈관 내피세포에 의해 빠르게 분리되기 때문에 혈관확장 작용이 있으나, 전신혈압에는 영향을 끼치지 않는다.

적응증은

- 안정적, 규칙적 좁은 QRS 빈맥
- 불안정, 규칙적 좁은 QRS 빈맥(전기적 심율동

아데노신 사용 시 주의할 점

1. 조기흥분증후군(WPW) 빠른 심실반응을 동반한 심방세동이 발생할 가능성이 있기 때문에, 제세동기를 항상 준비하고 사용
2. 약물상호작용
테오필린(Theophylline), 카페인(caffeine), 테오브로민(theobromine, 초콜릿에도 들어 있음)의 농도가 높은 환자에서는 고용량이 필요할 수 있음.
디피리다몰(dipyridamole), 카바마제핀(carbamazepine)을 복용, 심장이식한 환자와, 중심정맥로로 주사하는 경우에는 치료 용량을 3 mg으로 감량
3. 부작용
안면홍조, 호흡곤란, 가슴불쾌감이 가장 흔함.
4. 임신 중 사용 가능, 천식환자 에서 금기

전환 준비 동안)

- 안정적, 규칙적 넓은 QRS 빈맥

용량 및 투여방법은 다음과 같다.

- 6 mg의 아데노신을 전주정맥을 통해 급속 정주 → 곧바로 20 mL의 생리식염수를 급속 정주 (∵ 아데노신의 반감기가 10-15초 정도로 매우 짧기 때문에 반감기 전에 약물을 심장까지 빨리 도달시키기 위함이다)
- 부정맥이 지속 시, 1-2분 후 12 mg의 아데노신을 같은 방법으로 급속 정주. 12 mg 한번 더 사용 가능(2021년 ERC guideline에서는 세 번째 투여용량을 18 mg로 증량 권고)

칼슘통로 차단제와 베타차단제의 적응증

- 아데노신이나 미주신경수기로 심실상성 빈맥이 종료되지 않거나 재발될 경우이다.
- 칼슘 채널 차단제 : 딜티아젬, 베라파밀
- 베타차단제

딜티아젬/베라파밀 금기증
넓은 QRS 빈맥
심실기능이 감소된 경우
심부전 혹은 조기흥분 증후군(심방세동, 심방조동, 심실빈맥이 동반된)

딜티아젬(diltiazem)

딜티아젬은 디하이드로피리딘(Dihydropyridine) 계열 칼슘채널차단제로 관상동맥과 전신동맥에 대한 작용이 베라파밀(verapamil)과 비슷하나, 니페디핀(Nifedipine)과 베라파밀보다 혈관확장 작용이 약하다. 관상동맥에서 혈관확장 작용이 두드러져 산소공급이 용이하고 혈관수축성 협심증 환자에게 유용하다. 전신동맥 확장은 후부하를 감소시킴으로써 만성 안정형 협심증 환자에게 산소 소모를 감소시키고 산소 평형을 유지시킨다. 방실결절 전도를 느리게 하고 불응기를 연장시키며 정상 심장박동 시 정상적인 방실결절 전도에는 거의 작용을 하지 않으나, 빈맥 시에는 심장박동수를 줄인다. 심방세동과 심방조동 시 빠른 심실반응을 가진 환자에게 심실속도를 느리게 하며 방실결절 회귀성 빈맥과 WPW 증후군의 경우 회귀로를 차단함으로써 상심실성 빈맥을 정상 율동으로 전환시킨다.

초기용량

- 15-20 mg (0.25 mg/kg)을 2분간에 걸쳐 정맥주사를 시행하고. 추가 투여가 필요한 경우 15분 뒤 20-25 mg (0.35 mg/kg)을 추가로 정주할 수 있음

유지용량

- 5-15 mg/시간 (심박수에 따라 조절)

딜티아젬/베라파밀 부작용
저혈압, 서맥, 방실차단, 변비, 현기증, 두통, 오심, 간독성 수면장애, 두드러기

베라파밀

베라파밀은 병소부위 전도속도 감소, 방실결절 불응기 연장, 동방결절 방출속도 감소 등의 작용을 한다. 발작성 상심실성빈맥과 관련된 회귀로를 차단해서 심근을 정상 동율동으로 복귀시키며, 심방세동과 심방조동 환자에서 방실결절에 작용하여 심실반응을 늦출 수 있다. 중증 심부전에서는 구출률 감소를 야기할 수 있다. 베라파밀은 주사후 약 5분 내에 혈역학적인 효과를 유발시키며 약 30분 지속된다. 전도 효과는 2분 내에 시작되어 10-15분에 최대가 되며 1-6시간 동안 지속된다.

초기용량

- 2.5–5 mg을 2분에 걸쳐 정주할 수 있으며, 반응이 없거나 약물 부작용이 없는 경우에는 15–30분 간격으로 5–10 mg을 반복 정주할 수 있음(최대 20–30 mg)

베타차단제의 부작용
오심, 구토, 두통, 우울, 서맥, 저혈압, 기관지 경련, 고혈당, 폐부종 등이 있다. 심장선택성 약물들은 비선택성 약물(nonselective β blocker)보다 기관지 경련과 고혈당을 적게 일으킨다.

베타차단제

베타차단제는 순환하는 카테콜아민을 줄이고, 방실 결절에 전도를 차단해서 심박동수를 줄이고, 혈압을 낮춘다. 아테놀롤(Atenolol, β1 specific blocker), 에스몰롤(Esmolol, β1 specific blocker, 반감기 2–9분), 메토프로롤(Metoprolol, β1 specific blocker), 프로프라놀롤(Propranolol, nonselective β blocker) 등을 주로 사용한다.

베타차단제의 금기
천식/폐쇄성 폐질환(non-cardioselective 베타차단제의 경우), 비대상성(decompensated), 심부전 심인성쇼크

아드레날린 혈관수축제(Adrenergic vasopressor)

혈관수축제는 심장정지 시 심장 관류를 호전시키고, 혈역학적으로 불안정할 때 순환 상태를 보조한다. 심장정지 시 자발순환회복이 되기 전에 심근은 적절히 산소화된 혈액관류가 필요한데, 이 때 alpha 자극제가 관상동맥관류압을 증가시키며 에피네프린이 가장 추천된다.

<table>
<tr><td>수용체</td><td>알파(α)-1</td><td>베타(β)-1</td><td colspan="2">베타(β)-2</td><td>도파민</td></tr>
<tr><td>분포위치</td><td>동맥</td><td>심장</td><td>동맥</td><td>기관지</td><td>신장</td></tr>
<tr><td>수용체의 반응</td><td>수축</td><td>심박수, 수축력, 방실 전도 증가</td><td>확장</td><td>확장</td><td>신혈관 확장</td></tr>
<tr><td rowspan="5">해당약물</td><td colspan="4">에피네프린</td><td></td></tr>
<tr><td colspan="2">노르에피네프린
(norpinephrine)</td><td colspan="2"></td><td></td></tr>
<tr><td></td><td colspan="3">이소프로테레놀
(Isoproterenol)</td><td></td></tr>
<tr><td></td><td>도부타민
(Dobuta-
mine)</td><td colspan="2"></td><td></td></tr>
<tr><td>도파민
(Dopamine,
고용량)</td><td>도파민
(중등도
용량)</td><td colspan="2"></td><td>도파민
(저용량)</td></tr>
</table>

- 알파(α) 수용기

노르에피네프린(++++), 에피네프린(+++), 이소프로테레놀(++), 페닐에프린(+) 순으로 혈관 근육 긴장도를 조절하여 혈관수축을 유발함

- 베타(β) 수용기

베타 1은 심장에 주로 분포하여 심박수와 수축력을 증가시키고, 베타 2는 몸 전체 분포하여 알파 아드레날린 수용체의 역할인 혈관수축과 반대 작용을 함

- 도파민(Dopaminergic) 수용기

대뇌, 심혈관, 심장, 내장의 혈관에 위치하고 있고, 혈관을 확장시켜 혈류량을 증가시킴. 고용량

에서 혈관을 수축시키는 작용을 함

아트로핀 사용 시 주의할 점

1. Atropine 초회 용량을 0.5 mg 미만으로 투여 시에는 역설적으로 심박동수를 더 느리게 할 수 있기 때문에 초회 용량으로 0.5 mg 미만은 투여하지 않는다.

2. 관류저하로 인한 증상과 징후를 보이는 서맥 환자에서는 아트로핀 투여의 효과를 기다리기 위해 인공심장박동조율 치료를 지연시켜서는 안 된다.

3. 급성 관동맥 허혈이나 심근 경색이 있는 경우에 아트로핀은 심박동수를 증가시켜 심근허혈을 악화시키고 경색 부위를 증가시킬 수 있다.

4. 심장 이식 환자는 심장 이식 수술로 미주신경이 심장에 연결되어있지 않기 때문에 효과가 없으며, 오히려 심박동수가 느려지고 고도의 방실차단이 발생할 수 있다.

아트로핀(Atropine)

아트로핀은 부교감신경차단제로 미주신경 활동을 방해함으로써 동방결절의 자동성과 방실 전도를 증가시킨다. 작용이 신속하고, 5분 내에 심장박동 속도 증가가 최대로 일어난다. 반감기는 2-3시간이며 인체를 통해 잘 흡수되고 분배된다. 적응증으로는 다음과 같다.

- 증상이 있는 서맥
- 방실결절 부위의 전도차단
- 동정지 환자에서 비약물적 치료인 경피인공심장박동조율이나 경정맥인공심장박동조율을 준비하는 동안의 임시 조치

용량 및 투여방법은 다음과 같다.

- 정맥 내로 1 mg을 초회 용량으로 3-5분마다 투여(총 3 mg까지)

아트로핀을 투여 후에도 서맥에 대한 반응이 없을 경우, 이소프로테레놀, 에피네프린, 도파민 등의 투여를 고려할 수 있다.

아트로핀은 심폐소생술 시에는 사용되지 않는다.

약물	용량
에피네프린	• 심장정지 : 1 mg (1 mL 1:1000, 10 mL 1:10,000)을 3-5분마다 사용 • 고용량 : 베타차단제 혹은 칼슘 통로 차단제 과용량 중독 시 1-4 mg/hour 속도로 점적 사용 • 지속적 유량 주입 : 초기 용량 : 0.1-0.5 mcg/kg/min (70 kg환자: 7-35 mcg/min) • 기도삽관내 주입 : 생리식염수 10 mL에 2-2.5 mg을 희석하여 사용 • 심한 서맥 또는 저혈압 : 2-10 mcg/min 지속적 투여
바소프레신	• 심장정지 : 첫 번째 혹은 두 번째 에피네프린을 대체 혹은 에피네프린에 추가하여 40 IU 사용 • 혈관확장성 쇽 : 0.5-2 miliunits/kg/hour 지속적 투여
아미오다론	심폐소생술에 반응이 없는 심장정지의 심실세동/심실빈맥 • 초기 용량 : 300 mg 사용 / 두 번째 용량(필요시) : 150 mg 사용 생명을 위협하는 부정맥 • 최대 누적 용량 : 2.2g/일 • 빠른 투여 : 150 mg을 10분 동안 사용(15 mg/min), 필요시 매 10분마다 반복 가능 • 느린 투여 : 360 mg을 6시간 동안 사용(1 mg/min) • 유지 용량 : 540 mg을 18시간 동안 사용(0.5 mg/min) 주의 - 빠른 투여는 저혈압을 초래함 • QT간격을 연장하는 다른 약과는 함께 사용하지 않음(eg, procainamide) • 반감기가 40일 이상임
리도카인	심폐소생술에 반응이 없는 심장정지의 심실세동/심실빈맥 아미오다론과 동등 • 초기 용량 : 1-1.5 mg/kg 덩이 주사 / 두 번째 용량 : 0.5-0.75 mg/kg 총량이 처음 한 시간 동안 3 mg/kg를 넘지 않도록 함
마그네슘	• 저마그네슘혈증 또는 긴 QT 간격에 의한 심장정지 • 1-2 g을 10 mL의 5% 포도당용액에 희석하여 사용 • 맥박이 있는 Torsades de Pointes 또는 저마그네슘혈증이 동반된 급성심근경색 • 50-100 mL의 5% 포도당용액에 1-2 g을 섞어 5-60분간 사용 • 이후 4-8 g 을 12-24시간에 걸쳐 사용
아데노신	• 투약 전 환자 역트렌데렌버그(reverse Trendelenburg) 체위 취함 • 초기 6 mg을 1-3초간 빠르게 주입 후 생리식염수 20 mL을 따라서 주입하고 팔을 들어올림 • 필요시 두 번째 용량은 12 mg을 1-2분내로 주입
베라파밀	• 초기 용량 : 2분 동안 2.5-5 mg 사용 • 두 번째 용량 : 필요시 매 15-30분마다 5-10 mg 사용, 총 최대 용량 20 mg • 대체 용량 : 매 15분마다 5 mg 사용, 총 용량 30 mg까지

약물	용량
딜티아젬	• 급성기 빈맥 맥박 조절 : 15-20 mg (0.25 mg/kg)을 2분 동안 사용 • 유지 주입 : 5-15 mg/hr 사용(5%포도당용액 혹은 생리식염수에 희석)
베타차단제 에스몰롤	• 0.5 mg/kg (500 mcg/kg)을 1분 동안 사용 후 0.05 mg/kg/min (50 mcg/kg/min)을 지속적 주입; 최대 용량 0.3 mg/kg/min • 5분 후에도 반응이 없다면 0.5 mg/kg (500 mcg/kg)을 다시 1분동안 덩이 주입 후 0.1-0.3 mg/kg/min (100-300 mcg/kg)을 지속적 주입 • 반감기가 짧음(2-9분)
라베타롤	• 10 mg을 1-2분 동안 사용 • 10분마다 10 mg 또는 20 mg을 사용(최대 용량 150 mg) • 또는 초기에 1-2분동안 10 mg 사용 후 2-8 mg/min을 지속적 유량 주입함
아트로핀	서맥 시 • 1 mg을 3-5분마다 필요시 사용(총 용량 3 mg) 유기인계인산염 중독 시 • 2-4 mg 혹은 필요시 그 이상을 사용
도파민	• 5-20 mcg/kg/min 사용 • 맥박수가 기준치의 10%가 넘지 않게 적정 유지 • 모니터 시행 • 노인은 반응이 현저히 감소될 수 있음
노르에피네프린	• 초기 용량 : 매분 0.05-0.15 (initial)~1 (refractory shock) mcg/kg/min 사용(70 kg환자:7-35 mcg/min) • 알칼리용액과는 같이 주입하지 않음 • 독/약에 의한 저혈압 시 적절한 관류에 도달하기 위해 더 높은 용량이 요구됨
이소프로테레놀	• 1-20 mcg/min 사용
칼슘 (Calcium Chloride)	• 칼슘 통로 차단제/베타차단제 과용량 중독 시 10% 용액을 사용하여 5-10분에 걸쳐 60 mg/kg (최대 3-6 g) ; 필요시 3-4번 반복 (10-20분에 걸쳐서 주입) • 고칼륨혈증/저칼슘혈증 등으로 인한 심독성/심장정지 시: 1.5-3 g을 2-5분에 걸쳐서 주입 • 중탄산나트륨과는 같은 통로로 투여하지 않음

6-1 CHAPTER

가슴압박과 백마스크 인공호흡

연세대학교 원주의과대학 응급의학과 차경철

가슴압박(Chest compression)

가슴 압박의 자세와 위치

가슴압박을 방해하는 원인
1. 맥박확인, 인공호흡
2. 환자 이동

성인과 소아의 경우 압박 위치는 가슴뼈 아래쪽 절반에 해당된다. 환자의 가슴뼈 상단(가슴뼈상패임)과 하단의 가운데를 확인한 후 구조자의 양손을 가슴뼈 아래쪽 절반 부위의 중앙에 위치하도록 한다. 복강 내 장기 손상을 방지하기 위해 가슴뼈 가장 하단에 위치한 칼돌기 이하를 압박하지 않도록 주의해야 한다.

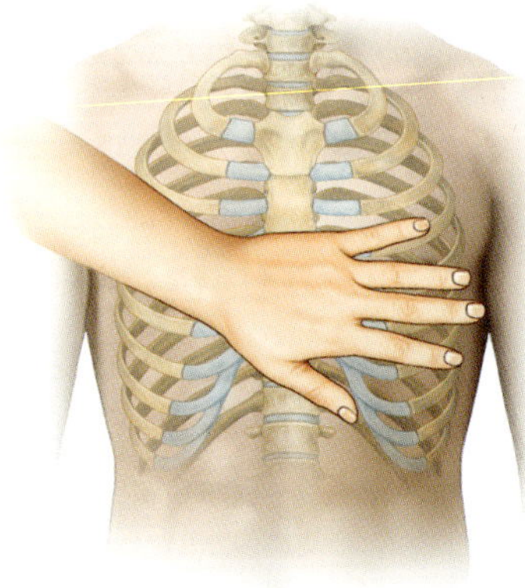

● 가슴뼈 아래쪽 절반을 손뒤꿈치로 압박해야 한다

환자가 침대 이외의 장소에서 발견된 경우 환자를 옮기는 과정에서는 가슴압박을 효과적으로 시행하기 어려우므로 일단 발견된 장소에서 가슴압박을 시작해야 한다. 가슴압박의 효과를 최대화하기 위해서 환자를 딱딱한 바닥에 등을 대고 눕히거나 등에 단단한 판을 깔아준다. 움직이는 침대 위에서의 가슴압박은 침대 옆에서 같이 움직이면서 하는 것보다는 침대 위에 올라가서 환자의 몸통 사이에 무릎을 꿇고 환자의 배 위에서 압박하는 방법을 사용할 수 있다.

원칙적으로 의료인은 환자의 가슴 옆에 무릎을 꿇은 자세를 취하고 시행한다. 제한된 공간에서는 환자의 머리맡이나 배 위에서 가슴 압박을 할 수도 있다. 한쪽 손뒤꿈치 부분을 압박 위치에 대고 그 위에 다른 손바닥을 평행하게 겹쳐 손가락 깍지를 낀 상태에서 두 손으로 압박한다. 깍지를 낀 부분이 가슴에 닿지 않도록 한다. 팔꿈치를 펴고 팔이 바닥에 수직을 이룬 상태에서 허리를 움직여 가슴을 압박한다.

가슴 압박의 깊이, 속도, 압박과 이완

병원밖 심장정지 환자를 대상으로 가슴압박 깊이와 생존율의 관계를 연구한 몇 가지 연구에서 가슴압박 깊이가 4.0 cm에서 5.5 cm 사이일 때 가장 높은 생존율을 보였다. 또한, 가슴압박 깊이가 6 cm를 넘는 경우에는 합병증 발생 가능성이 높아진다. 따라서, 보통 체격의 성인에서 가슴압박 깊이는 약 5 cm가 되어야 하며 모든 구조자는 효과적인 가슴압박을 시행할 수 있도록 충분히 연습해야 한다.

심폐소생술 중 가슴압박 속도가 분당 130-150회로 빨라질수록 관상동맥 및 뇌 관류가 증가하는 것으로 알려져 있으나, 속도가 빨라짐에 따라 가슴압박 깊이가 얕아져서 가슴압박의 질이 낮아지는 것으로 보고되어 있다. 따라서 가슴압박 속도는 분당 100-120회를 유지하며 압박에 소요되는 시간을 1회의 압박-이완 시간의 50%로 할 것을 권장한다.

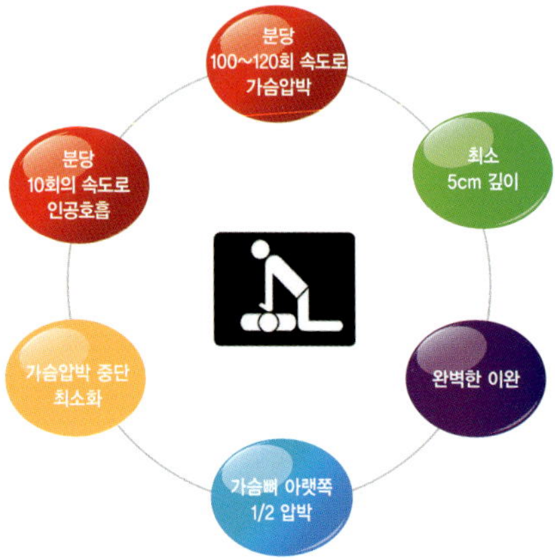
분당
100~120회 속도로
가슴압박
최소
5cm 깊이
완벽한 이완
가슴뼈 아랫쪽
1/2 압박
가슴압박 중단
최소화
분당
10회의 속도로
인공호흡

● 심폐소생술의 중요 요소

임신부 심장정지
20주 이상의 산모에서 자궁이 하대정맥과 대동맥을 눌러서 정맥 환류를 감소시킴으로써 심박출량이 30-40%까지 감소하는 것으로 알려져 있다. 따라서, 심폐소생술 중 산모의 자궁을 왼쪽으로 밀어 이동시켜 하대정맥과 대동맥의 압박을 피할 수 있도록 한다. 이 방법은 산모를 왼쪽으로 비스듬히 눕게 하는 것보다 효율적이라고 알려져 있다. 만약 4분 동안 심폐소생술을 시행했음에도 소생되지 않을 경우 5분 이내에 제왕절개를 하여 산모와 태아의 소생을 돕도록 해야 한다.

심장으로의 정맥 환류를 위해 각각의 가슴압박 후에는 가슴이 정상 위치로 이완되도록(완전히 올라오도록)한다. 심폐소생술을 하는 동안 가슴압박 후 가슴을 충분히 이완시키지 않는 경우가 자주 발생 하며, 이러한 상황은 구조자가 지쳤을 때 많이 나타난다. 불충분한 가슴 이완은 흉강 내부의 압력을 증가시켜 심박출량의 감소를 유발하여, 관상동맥과 뇌동맥으로 가는 혈류를 감소시킨다. 충분한 가슴 이완은 효과적인 심폐소생술에서 필수적인 부분이므로 심폐소생술을 교육할 때 그 중요성을 강조하여야 한다.

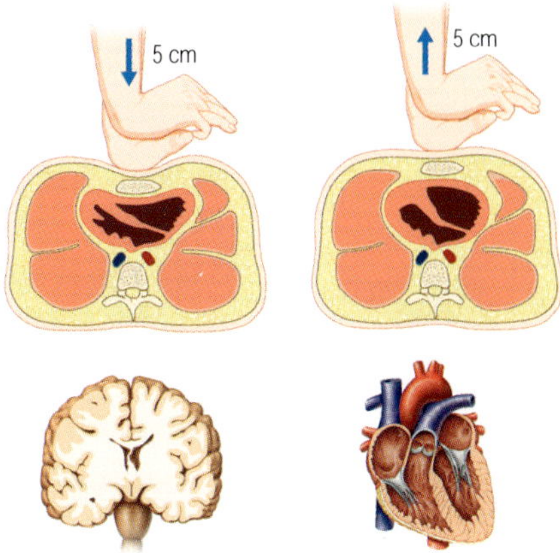

● 가슴압박 주기에서 압박기에는 뇌로, 이완기에는 심근으로 혈액이 흐른다.

가슴압박의 교대

가슴압박을 하면 쉽게 피로해진다. 구조자가 피로해지면 가슴압박이 얕아지고 느려지게 된다. 구조자가 2인 이상일 때는 약 2분마다(5주기의 CPR 시행 후) 역할을 바꾼다. 구조자의 교대는 5주기의 CPR 시행 후 리듬과 맥박을 확인할 때를 이용할 수 있으며 가능한 5초를 넘지 않게 한다.

백마스크 인공호흡(Bag-mask ventilation)

> i 심장정지 환자의 경우 OPA 삽입 후 시행되어야 한다

백마스크는 안면마스크와 그에 연결되는 환기백(ventilation bag)으로 구성되어 있으며, 양압 환기를 시행할 때 쓰는 가장 흔한 방법이다.

백마스크 인공호흡법

- 한 손 기술법(One-hand technique): 한 손 엄

> **환기백과 연결 가능한 여러 다른 부속기구**
> 1. 호기의 재흡입을 막는 one-way valve
> 2. 산소공급을 위한 oxygen port
> 3. 분무제나 약물투여를 위한 medication port
> 4. 기도 흡인을 위한 suction port
> 5. 호기말이산화탄소분압 측정을 위한 port
> 6. Pocket face mask, ET tube, LMA, combitube

> **마스크 사용 시 주의사항**
> 마스크를 환자의 안면부에 맞춰 정확히 올려 놓고 구조자 손의 위치를 잘 유지해야 air leakage를 막을 수 있고 연부조직 압박으로 인한 기도 폐쇄를 예방할 수 있다.

지와 소지로 마스크의 위 아래를 감싸고 중지, 약지, 검지로 환자의 하악각(mandible angle)을 잡는다(E-C maneuver). 다른 손으로 백을 잡는다.

- 양손 기술법(Two-hand technique): 2명의 구조자가 있는 경우에 시행하며 양손의 엄지와 검지로 마스크의 위아래를 감싸고 중지, 약지, 검지로 환자의 하악각을 잡는다. 나머지 1인이 백을 잡는다.

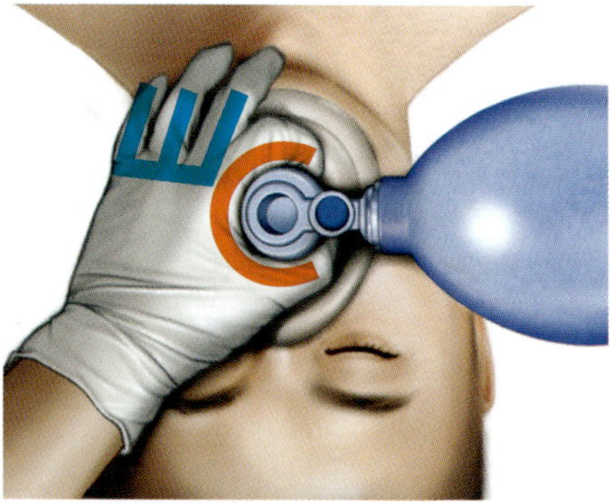

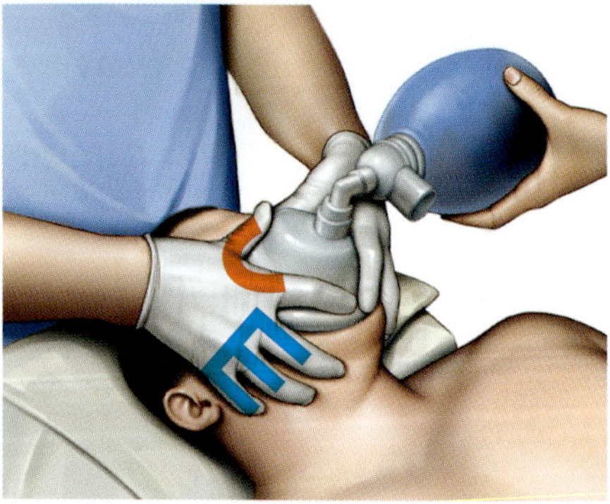

- E-C 방법(E-C maneuver)

마스크 사용 시 합병증
가장 흔한 합병증은 위 내용물의 역류로 인한 흡인성 폐렴이다. 이는 임산부, 외상, 당뇨, 비만의 경우 잘 생긴다. 그 밖에 흔하지는 않지만 입술, 구강, 안와부의 연부조직에 외상을 입을 수 있고 치아의 손상도 드물기는 하지만 가능하다.
마스크의 플라스틱 성분으로 인한 접촉성 피부염이나 안면신경마비도 일시적으로 올 수 있다. Mask가 너무 크다면 각막손상, 결막손상, 안압의 증가가 발생할 수 있다.

전문기도기 확보 전과 후
성인에서 전문기도기(Endotracheal tube, supraglottic airway 등)가 확보되기 전까지 압박: 호흡비율은 30:2이다. 전문기도기가 확보된 경우에는 가슴압박과 인공호흡의 비율 대신, 중단 없는 가슴압박과 6초마다 1회씩(분당 10회) 호흡을 시행한다. 호흡 때문에 가슴압박을 중단하지 않는다.

- 구조자는 성인 환자에게 1회당 약 500-600 mL의 인공호흡을 시행한다. 이는 1 L 성인용 백을 2/3 정도 또는 2 L 성인용 백을 1/3 정도 압박하는 양에 해당하며, 가슴 팽창이 눈으로 관찰될 정도의 호흡량과 일치한다.
- 가능하면 최소 10-12 L/min의 산소를 함께 투여한다.

전문기도기 삽입 시 환기의 조절

기관삽관, LMA, Ii-gel 등의 전문기도기를 삽입한 경우 가슴압박을 중단하지 않고 환기는 분당 10회(6초마다 1회 환기)의 속도로 시행한다. 환기의 속도를 6초마다 stop watch 등의 시간을 이용하지 않고 조절한다는 것은 매우 어렵다. 그러므로 전문소생술 리더는 처음부터 과환기가 되지 않도록 체크하고 교정해 주어야 한다.

6-2 CHAPTER

전문소생술 중 환자 감시

동국대학교 의과대학 응급의학과 김용원

호기말이산화탄소분압($ETCO_2$), 국소뇌산소포화도, 중심정맥혈 산소포화도, 관상동맥 관류압 및 이완기 혈압 등을 통해 심폐소생술에 의한 관류 상태와 연관된 생리학적 정보를 알 수 있으며, 심폐소생술 피드백 장치를 통해 심폐소생술의 질을 평가할 수 있다.

$ETCO_2$ 측정에 오류가 발생할 수 있는 경우

다음과 같은 상황에서 $ETCO_2$ 측정이 되지 않거나 오류가 발생할 수 있으므로 주의해야 한다.

- 기도 폐쇄: 기관연축, 기도 삽관 튜브의 막힘 또는 꺾임
- 공기 유출: 기도 삽관 튜브 풍선이 터지거나 적절히 팽창되지 않음
- 센서 오염: 객혈, 위 내용물 등으로 센서 부위가 오염되는 경우

호기말이산화탄소분압($ETCO_2$)

인체에서 생성되고 순환 혈류를 통해 폐로 전달된 이산화탄소는 폐포 내에서 분압차에 의한 가스 확산 과정을 거쳐 외부로 배출된다. 호기에 포함된 이산화탄소의 농도는 호기말에 가장 높게 나타나기 때문에 호기말이산화탄소를 대표 값으로 사용한다. $ETCO_2$는 이산화탄소분압 측정기(capnography)를 통해 그 대표값과 양적 파형(quantitative waveform)을 확인할 수 있다.

정상 순환상태에서 $ETCO_2$는 35-40 mmHg이지만, 심장정지에서는 폐관류가 일어나지 않아 0에 가깝게 측정된다. 심폐소생술 중 가슴압박으로 발생하는 심박출량 및 폐관류량과 $ETCO_2$는 상관성이 있어 부적절한 가슴압박은 낮은 $ETCO_2$로 나타날 수 있다. 심폐소생술 중 $ETCO_2$의 측정은 아직까지 기관내삽관을 한 경우에만 그 값을 신뢰할 수 있다. 이외의 환기 방법(백마스크 환기, 성문상 기도기 등)에서는 공기 유출로 인해 $ETCO_2$이 낮게 측정될 수도 있기 때문이다.

2020년 가이드라인에서는 $ETCO_2$ 측정 장비가 있는 경우, 심폐소생술 중 혈역학적 감시, 환자의 자발순환 회복 가능성 예측, 기관내삽관 위치의 확인 과정에서 $ETCO_2$ 감시를 활용하도록 권고하였다.

기관내삽관 위치 확인

기관내삽관 후 삽관된 튜브가 기관 내에 위치 하는지를 확인하는 데에 사용할 수 있다. 인체는 정상적으로 위장관에서는 이산화탄소가 배출되지 않기 때문에 삽관된 튜브가 식도 내에 위치하게 되면 $ETCO_2$ 값이 측정이 되지 않는다. 기관내삽관 후, 6회의 양압 환기 후에도 전형적인 $ETCO_2$ 파형이 보이지 않는 경우 식도 내 삽관을 의심해야 한다

$ETCO_2$ 의 유지
가슴압박 중 $ETCO_2$이 10 mmHg 미만으로 떨어진다면 가슴압박의 효과가 떨어짐을 시사하므로 가슴압박의 질(quality)을 개선해야 한다.

심폐소생술의 질 평가와 자발순환회복의 확인

$ETCO_2$는 심폐소생술 중 폐의 관류량을 반영하여 심폐소생술의 질 평가에 활용된다. $ETCO_2$를 감시하는 것은 시행자가 가슴압박의 깊이와 속도를 적절히 유지하는 데 기준을 제시하고, 시행자의 피로도를 확

인하는 데 도움을 줄 수 있다. 또한, $ETCO_2$가 갑자기 상승하여 유지되는 것은 자발순환회복과 연관성이 있고, $ETCO_2$가 지속적으로 낮은 경우에는 자발순환회복이 되지 않을 가능성이 높아짐을 의미한다. 하지만 $ETCO_2$ 측정치를 심폐소생술 질 감시와 자발순환회복의 예측의 단독 지표로 사용해서는 안 된다.

- CPR 중 목표 $ETCO_2 \geq 10$ mmHg
- CPR 20분 동안 지속적으로 $ETCO_2 < 10$ mmHg로 유지 시: 자발순환회복이 될 가능성이 낮음을 시사
- CPR 중 $ETCO_2$가 갑자기 정상 수치(30–40 mmHg)로 회복 시: 리듬과 맥박 확인 등의 자발순환회복 여부 확인 필요

i

$ETCO_2$에 영향을 줄 수 있는 기타 인자

아래와 같은 인자들이 $ETCO_2$에 영향을 미칠 수 있으므로 가슴압박의 질이나 순환회복을 평가하는데 주의가 필요하다.

- 약물: 에피네프린 투여 시 폐동맥수축이 야기되어 측정값이 감소할 수 있고, 중탄산염을 투여하면 $ETCO_2$가 일시적으로 증가하였다가 감소할 수 있다.
- 이외에도 기저 질환으로 환기-관류 불균형이 있거나, 과환기가 유발된 경우에 $ETCO_2$ 값이 낮아질 수 있다.

카프노그래피 파형

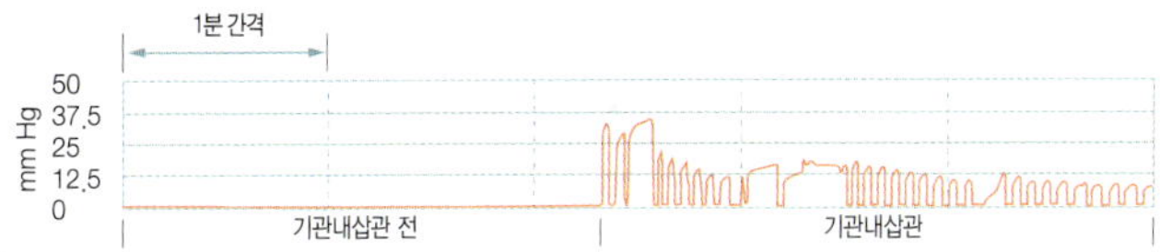

A.

기관내삽관의 위치 확인을 위한 카프노그래피

이 카프노그래피 기록은 기관내삽관술을 수행할 때 시간에 따라 배출되는 호기말이산화탄소분압($PETCO_2$)을 mmHg 단위로 세로 축에 보여준다. 기관내삽관 환자에게서 이산화탄소배출이 탐지되면 기관내관이 적절히 삽입된 것이다.

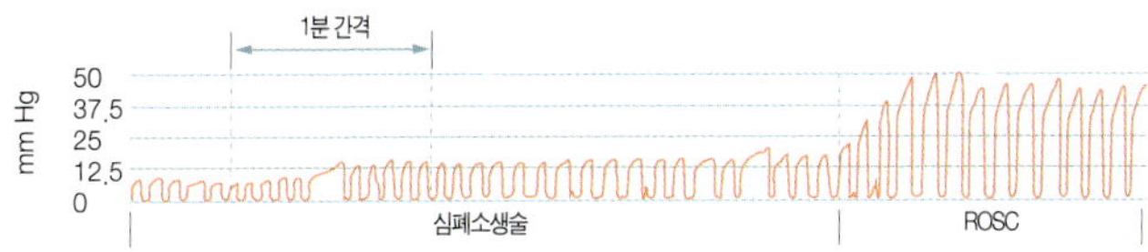

B.

소생술 처치의 효과를 모니터링 하는 카프노그래피

이 두 번째 카프노그래피 기록은 시간에 따른 $PETCO_2$ 압력을 세로 축에 mmHg 단위로 보여준다. 이 환자는 기관내삽관이 된 상태이며 심폐소생술을 받고 있다. 인공호흡 속도는 분당 약 8–10회 호흡이라는 것을 알 수 있다. 가슴압박은 분당 100회보다 조금 빠른 속도이지만 이 기록에 나타나지는 않는다. 초기 $PETCO_2$ 압력은 첫 1분 동안 12.5 mmHg 미만으로, 매우 낮은 혈류를 나타낸다. 2–3분 사이에서는 지속적인 소생술로 혈류가 증가함에 따라 $PETCO_2$ 압력 12.5 mmHg와 25 mmHg 사이에서 증가한다. 4분 정도에는 자발순환회복(ROSC)이 발생한다. 자발순환회복은 압력의 급격한 증가로 알 수 있다. 네 번째 세로 선 바로 다음부터 관측되는 것처럼, 혈류가 크게 증가함에 따라 $PETCO_2$ 압력이 40 mmHg 이상 증가한다.

국소뇌산소포화도(regional cerebral oxygen saturation, rSO_2)

> **NIRS**
> NIRS는 동맥 산소포화도만 측정하는 pulse oximetry와는 다르게, 박동성이 없는 저혈류 및 1 mm 이하의 미세혈관(세동맥, 모세혈관, 세정맥) 내의 헤모글로빈의 산소포화도를 비침습적으로 측정 가능하다. 심폐소생술 중 NIRS 센서를 주로 이마에 부착하여 전두부의 국소뇌산소포화도를 연속적으로 측정한다.

성인 심폐소생술 중 근접적외선분광법(near-infrared spectroscopy, NIRS)을 사용한 rSO_2 감시는 뇌 관류 상태를 나타내는 지표로 사용할 수 있다. rSO_2의 정상치는 대략 70%이나, 심장정지 상태에서는 20-55%의 수준으로 나타난다. 심폐소생술 중 rSO_2의 초기값 또는 연속적으로 측정된 평균값이 높을 때 자발순환회복의 확률이 높아지며, 생존퇴원과 좋은 신경학적 예후가 증가한다는 관찰 연구들이 보고 되어 왔다. 하지만 아직까지 rSO_2를 측정하는 표준화된 방법과, 최적의 목표값을 제시하기에는 근거 연구가 부족한 실정이다.

CPR 중 목표 $rSO_2 \geq 40-50\%$

2020년 가이드라인에서는 가용할 장비가 있다면 성인 심장정지 환자에 대한 심폐소생술 중 자발순환회복의 예측 또는 임상 의사의 치료 결정에 참조할 수 있도록 국소뇌산소포화도를 감시할 것을 제안하고 있다.

중심정맥혈 산소포화도($ScvO_2$)

> **$ScvO_2$ 감시 고려**
> 심폐소생술 중 $ScvO_2$ 감시는 심장정지 전에 중심정맥관이 삽관된 경우나 소생술에 방해가 되지 않을 때 고려된다. $ScvO_2$ 감시는 가슴압박을 방해하지 않고, 연속적인 감시를 통해 심박출량과 산소 운반을 확인하는 지표로 사용된다.

산소소모량, 동맥혈 산소포화도, 혈색소의 양이 같다면 중심정맥혈 산소포화도의 변화는 심박출량의 변화로 생긴 산소운반(oxygen delivery)의 변화를 의미한다. 중심정맥혈 산소포화도는 상대정맥에 산소측정기가 장착된 중심정맥관을 삽입하여 지속적으로 측정할 수 있다. 중심정맥혈 산소포화도의 정상치

$ScvO_2$ 에 영향을 줄 수 있는기타 인자
$ScvO_2$는 심폐소생술 품질 이외에도 산소소모량, 동맥혈 산소포화도, 혈색소 양 등에 영향을 받을 수 있다.

는 60-80%이며, 심장정지와 심폐소생술 시에는 25-35% 정도 수준이다. 심폐소생술 시 낮은 중심정맥혈 산소포화도는 생성되는 심박출량이 부적절하다는 것을 의미하고, 심폐소생술 시 중심정맥혈 산소포화도가 30%에 달하지 못한 경우 자발순환회복에 실패하였다는 연구가 있다. 따라서, 소생술을 방해하지 않는 선에서 지속적인 $ScvO_2$ 감시를 고려할 수 있다.

- CPR 중 목표 $ScvO_2$ ≥ 30%

관상동맥 관류압(coronary perfusion pressure, CPP)과 이완기 동맥압(diastolic blood pressure, DBP)

이완기 혈압에 영향을 주는 요소
심폐소생술 중 DBP은 에피네프린의 사용과 가슴압박의 깊이 등에 의해 영향을 받을 수 있다. 성인과 달리, 1세 미만의 영아에서는 DBP 25 mmHg을 목표로 한다.

심폐소생술 동안 CPP는 심근 혈류를 직접적으로 반영하며 심박출량과 상관관계에 있다. 심폐소생술 중 CPP가 15 mmHg 이상 유지되지 않으면 자발순환회복 가능성이 낮다는 일부 연구들이 있다. 그러나 CPP를 확인하려면 DBP와 이완기 우심방압(RAP)을 동시에 측정한 후 계산(CPP = DBP - RAP)해야 하므로 심폐소생술 동안 CPP를 감시하는 것은 임상적으로 어려울 수 있다. 전문소생술 10분째에 DBP가 목표에 도달한 경우 생존퇴원과 좋은 신경학적 예후가 증가한다는 연구가 있고, CPP감시가 어려운 경우 DBP만을 지표로 삼는 것도 고려할 수 있다.

- CPR 중 목표 CPP ≥ 20 mmHg
- CPR 중 목표 DBP ≥ 30 mmHg

2020년 가이드라인에서는 성인 심장정지 환자에게 특정 혈역학적 지표를 중심으로 심폐소생술을 하는 것이 표준 심폐소생술보다 치료 결과에 긍정적인 영향을 주는지는 아직까지 충분한 연구 결과가 없기 때문에 권고에 대한 여부는 결정 유보로 하였다.

되먹임(피드백) 장치의 사용(CPR Feedback device)

> **CPR 피드백 장치의 가슴 압박 분석 원리**
> 압력센서방식이 가장 먼저 개발되어 사용되어 왔으나 환자의 흉곽탄성에 따라 측정되는 깊이의 오차가 발생할 수 있다. 이외에 가속도센서, 자기장센서 등을 이용한 측정방식은 오차를 줄일 수 있으나 가격이 비싸거나 부피가 큰 단점이 있다.

CPR 피드백 장치를 사용하여 가슴압박의 속도와 깊이, 인공호흡의 주기 등 지표를 감시함으로써 심폐소생술의 질을 평가할 수 있다. 가장 간단한 장치로서 규칙적인 소리나 빛을 내는 메트로놈을 사용하면 가슴압박과 인공호흡의 속도를 유지하는 데 도움이 된다. 실시간으로 가슴압박의 속도, 깊이, 이완, 중지와 가슴압박 분율(chest compression fraction)을 감시하여 청각적 혹은 시각적 되먹임을 주는 장치도 사용되고 있다.

아직까지 심폐소생술 때 시각적, 청각적 되먹임 장치 사용 및 메트로놈 사용이 심장정지 환자의 실질적인 예후를 호전시킨다는 연구가 부족하다. 따라서 2020년 가이드라인에서는 되먹임 장치를 일상적으로 사용하는 것을 권고하지는 않았다. 다만, 위해를 증가시킬 증거가 없기 때문에 현재 실시간 심폐소생술 되먹임 장치를 사용하고 있는 진료 현장에서는 계속 사용할 수 있다고 권고하였다.

6-3
CHAPTER

기본 및 전문 기도술기

연세대학교 원주의과대학 응급의학과 **정우진**

> 전문소생술 중에 가슴압박이 흐트러지면 안 된다. 가슴압박이 효과적으로 수행되고 있고 적절한 제세동이 시행되고 있으면 약물 투여로 확보와 전문기도 확보를 시행해야 한다. 그런데 많은 의료진들은 전문소생술 시 기관내삽관에 집착을 한다. 거듭 강조하지만 환기를 위해 고품질의 가슴압박을 제공하지 않으면 절대로 안 된다.

> **입인두기도기 금기증**
> 입인두기도기는 구역반사(gag reflex)가 살아 있는 환자에게 삽입하면 구역질을 유발하여 불편을 주며 구토물에 의한 흡인성 폐렴의 위험성을 높이므로 금기이다.

기본 기도술기(Basic airway techniques)

심폐소생술에서는 백마스크 환기를 효과적으로 하기 위해 입인두기도기나 코인두기도기를 삽입한다.

입인두기도기(Oropharyngeal airways : OPA)

의식이 없는 환자에 사용한다. 길이는 환자 입 끝에서 귀 구슬(tragus) 또는 외이도 입구까지 거리로 한다. 삽입 방법은 구부러진 끝이 입천장을 향하게 경구개까지 넣은 후에 180도 회전하여 입에 넣는다. 다른 방법은 어금니 쪽으로 넣고 90도 회전하여 넣을 수 있다.

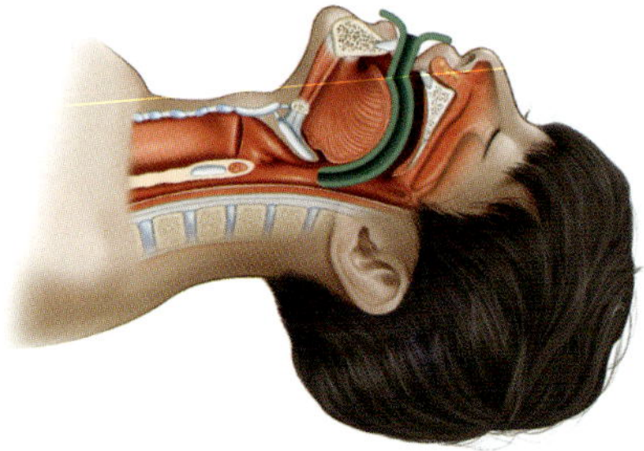

> **코인두기도기 금기증**
> 코인두기도기는 후두개염환자에서 기도폐쇄를 악화시킬 수 있다. 안면부 화상이 심한 환자에서는 연부조직 손상을 더욱 악화시킬 수 있고, 두개기저부 골절이 의심이 되는 경우에는 두개내삽입이 될 수 있으므로 상대적 금기이다.

코인두기도기(Nasopharyngeal airways : NPA)

의식이 있는 환자에서도 사용이 가능하다. 환자 콧구멍에서 귓불 이나 아래턱 각까지 길이를 재어 맞는 크기를 선정한다. 젤리를 바르고 콧구멍에 돌리면서 넣는다. 최초 삽입한 코에서 저항이 생기거나 삽입이 진행되지 않으면 반대편 코에 시도한다.

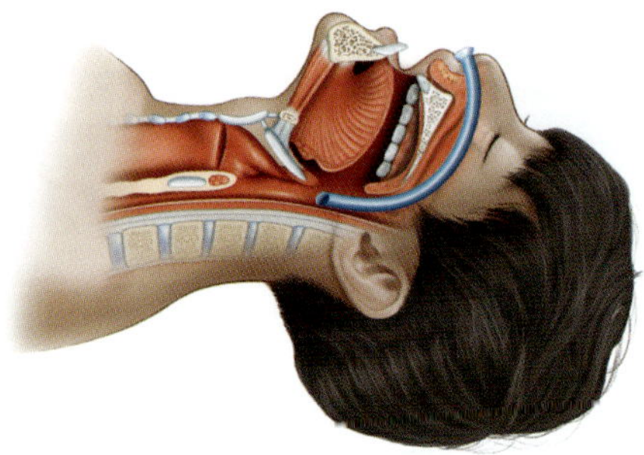

입인두기도기와 코인두기도기는 효율적인 인공호흡에 도움이 되지만, 부적절하게 위치한 경우 오히려 기도폐쇄를 유발하므로 주의해야 한다.

백마스크 환기

심폐소생술 중 시행하는 백마스크 환기는 전문기도기를 통한 환기만큼 효과적이다.

모든 의료인들은 백마스크 사용에 숙달되어야 한다. 백마스크를 안면마스크나 성문상기도기, 기관내삽관에 연결하여 사용이 가능하다. 마스크를 한 손으로 얼굴에 밀착하고 다른 손으로 백을 짜야 한다. 얼굴에 정확히 밀착되지 않으면 저환기가 생기고 기도유지가 적절히 유지되지 않으면 공기가 식도로 들어가 위 팽만이 생기고 흡인의 위험이 있다. 2인 구조자일 경우 한 사람이 마스크를 두 손으로 잡고 다른 사람이 백을 짜는 2인법이 더 효과적이다.

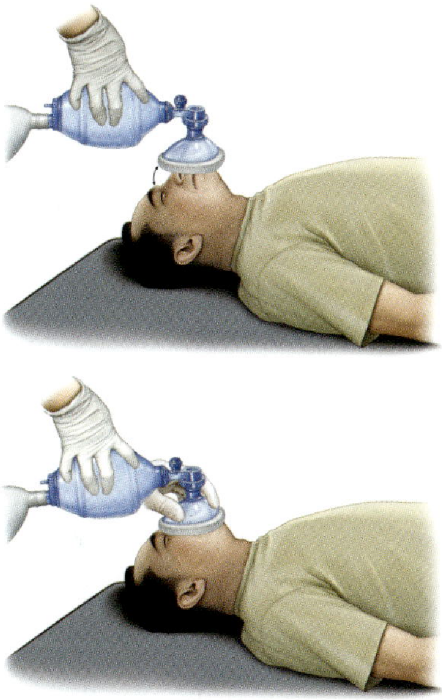

● 1인 구조자 백마스크 환기법

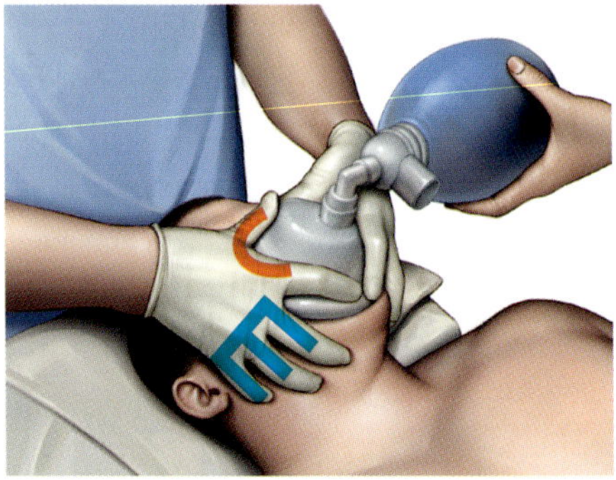

● 2인 구조자 백마스크 환기법

전문 기도술기(Advanced airway techniques)

심폐소생술 중에 시행되는 전문 기도술기는 30:2의 가슴 압박이 아닌 지속적 가슴압박을 제공하기 위해 필요하다. 전문 기도술기에는 전통적인 기관내삽관과 후두마스크(laryngeal mask airway, LMA), 후두튜브(laryngeal tube, LT), 아이겔(i-gel) 등의 성문상 기도기(Supraglottic airway : SGA)가 있다. 심폐소생술 시행 중에 성문상 기도기를 사용하는 경우 가슴압박에 의해 튜브가 밀려나오는 위험이 있으므로 삽입 후 튜브를 단단히 고정을 하는 것이 중요하다.

기관내삽관(Endotracheal intubation)

기관내삽관은 기도를 유지하기 위해 구강 또는 비강을 통해 기관으로 튜브를 삽입하는 술기로 인공호흡과 산소공급을 위한 가장 좋은 전문 기도술기이다.

> 삽관 전 탐침(stylet)이 신속하게 잘 빠지는지, 후두경의 불빛이 밝은지, 커프가 잘 팽창되는지 반드시 확인해야 한다.

기관내삽관 적응증

1. 호흡정지
2. 저산소증, 저환기 상태 등 양압 환기 필요시
3. 저호흡증
4. 기도를 보호할 수 없는 상태로 의식 변화 또는 구토반사 소실
5. 상악 안면부의 심각한 부상으로 인한 출혈로 기도 흡인예방필요할 때
6. 상기도 폐쇄를 일으키는 질환(후두개염, 상기도 화상, 경부 둔상 또는 관통상)
7. 동요가슴(flail chest)
8. 기관, 기관지 내 흡인 필요시
9. 수술 시의 전신 마취
10. 예방적 삽관
11. 간질중첩증, 심한 두부외상(GCS<8), 약물 중독 등

병실에서 발생한 심장정지 환자의 심폐소생술 상황 시 침대의 머리 보호대로 인해 기관내삽관 자세가 쉽게 나오지 않을 수 있다. 이때에는 머리 보호대를 제거하고 기관내삽관을 시도하거나, 성문상 기도기 삽관을 고려한다.

- 기관내삽관 순서

1. 삽관에 필요한 준비를 철저히 한다[심전도, 산소포화도 및 호기말이산화탄소분압($ETCO_2$) 감시, 정맥로 확보, 술기 보조자, 어려운 기도 키트(difficult airway kit)] 속심(stylet), 튜브 끝으로 속심이 돌출되어서는 안 된다.
2. 삽관 전에 백마스크로 충분한 산소를 공급한다.
3. 왼손을 이용하여 후두경 대의 1/2 or 1/3 지점을 잡는다.

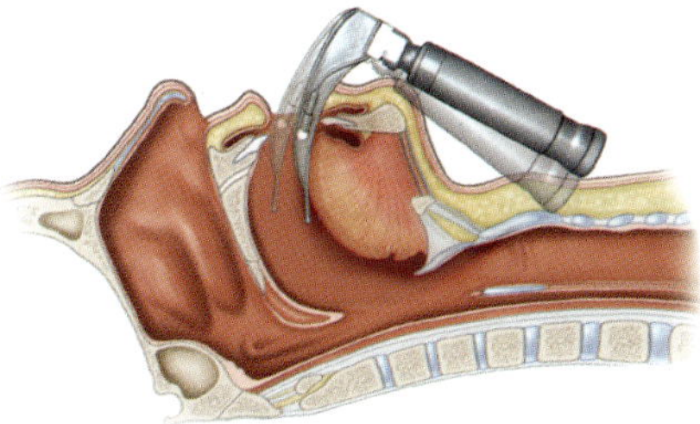

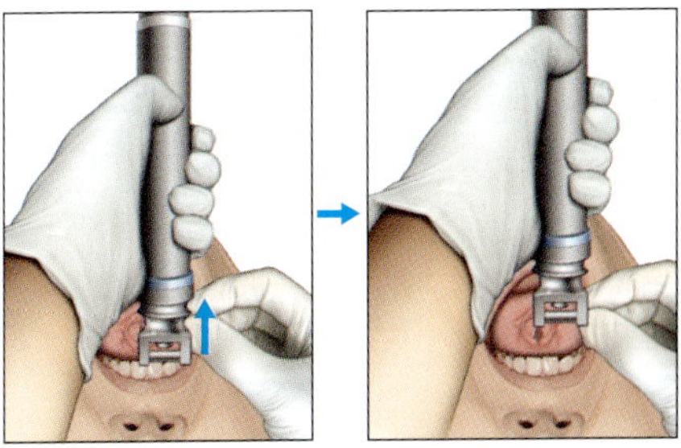

4. 구강 내 이물을 확인하고, 필요한 경우 이물질 제거 및 흡인한다.
5. 환자 입의 우측으로 후두경을 삽입 후 혀를 좌측으로 밀어 올린다.

성대문 연축
튜브를 성문으로 진입시키는 순간에 성문 또는 후두 전체가 닫혀버려 삽관이 불가능한 경우는 정상적 방어 반사로 일시적이므로 당황하지 말고 경련이 풀리기를 기다리면 수 초에서 수십 초 내로 풀린다.

6. 후두개의 끝을 찾은 뒤 육안으로 성대 확인한다.

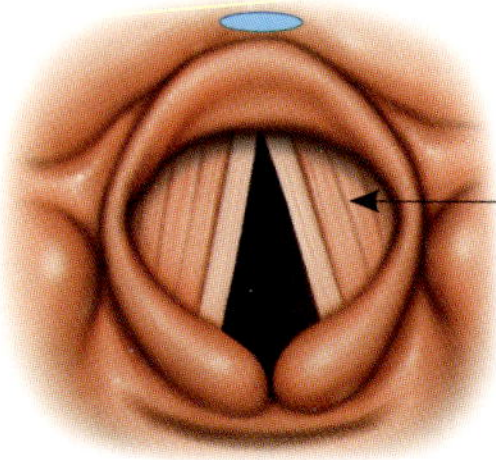

성문 통과 확인
탐침을 제거하기 전에 튜브 끝이 성문을 통과하는 것을 반드시 확인해야 한다.

삽관 후 확인
삽관 성공 여부는 청진, $ETCO_2$ 측정, 가슴 X-선 촬영 등으로 확인할 수 있다.

7. 후두경의 손잡이 방향으로 당긴다.
8. 기관튜브의 끝 1/3 되는 부분을 잡는다.
9. 튜브 끝의 커프(cuff)가 성대를 통과하는 것을 육안으로 확인 후 3-4 cm 더 밀어 넣는다.
10. 속심을 제거한다.
11. 삽관이 정확한지 확인한다.

    인체는 정상적으로 위장관에서는 이산화탄소가 배출되지 않기 때문에 삽관된 튜브가 식도 내에 위치하게 되면 $ETCO_2$ 값이 측정이 되지 않는다. 기관내삽관 후, 6회의 양압 환기 후에도 전형적인 $ETCO_2$ 파형이 보이지 않는 경우 식도 내 삽관을 의심해야 한다

커프를 과하게 팽창시키면 터질 수도 있다.

삽관 후 청진

삽관 성공 여부를 확인하기 위해 튜브를 고정하기 전에 복부를 제일 먼저 청진하고, 그 다음 흉부를 청진한다.

복부에서 소리가 들린다면 즉시 삽관 튜브를 제거하고 백마스크로 산소화를 시행하고 재삽관을 준비한다.

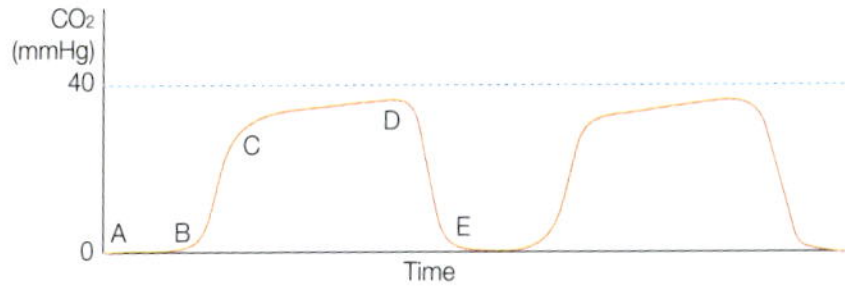

● 삽관 성공

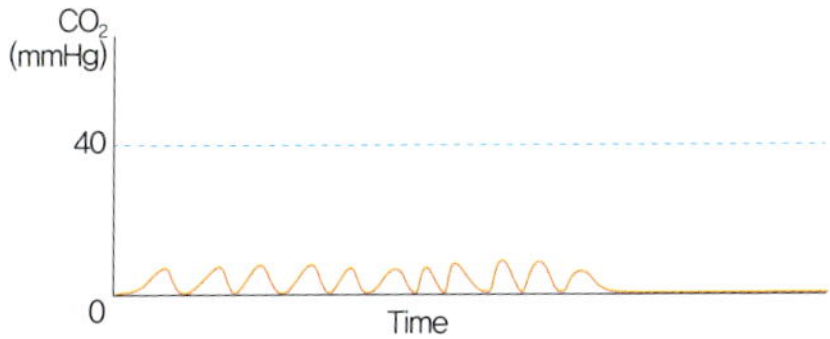

● 삽관 실패

12. 커프의 압력은 25-40 cm H_2O로 유지한다.
13. 튜브를 확실하게 고정하고 가슴 X-선 사진을 확인한다.

청진 순서

1. Epigastric
2. Lt upper chest
3. Rt upper chest
4. Lt. lower chest
5. Rt. lower chest

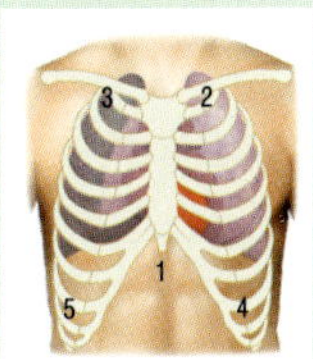

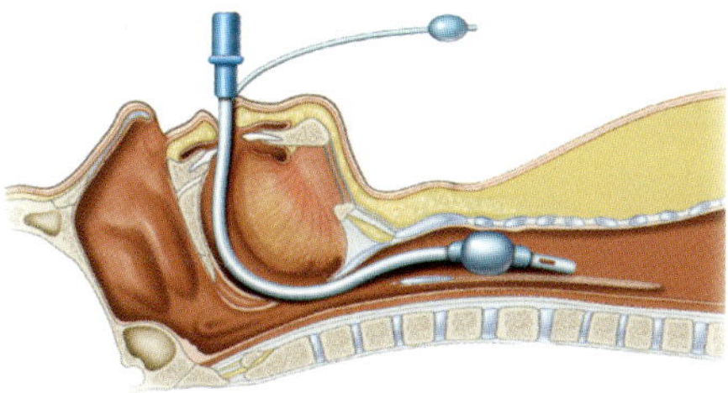

● 튜브위치: 기관분기부 3-5 cm 상방(앞니 기준 남자: 23 cm, 여자: 21 cm)

LMA 적응증
1. 기관내삽관이 필요한 경우 이를 대신할 목적
2. 기관내삽관에 경험이 부족한 (준)의료인에 의한 사용
3. 기도 종괴나 목 부위의 병리적 이상으로 기관내삽관을 실패한 경우

LMA 금기증
1. 상부기도 해부학적 구조가 심하게 손상된 경우
2. 과도한 기도압력이 예상되는 경우 (만성폐쇄성 폐질환)
3. 음식을 섭취한 직후로 복압이 높아 폐흡인의 가능성이 높은 경우

후두 마스크(Laryngeal Mask Airway, LMA)

LMA는 1981년 Archie brain에 의해 고안된 전문 기도유지기의 한 종류이다. 이는 통상적인 기관삽관 튜브보다 짧고, 튜브 끝에 풍선형 실리콘 마스크가 달려 있는 형태로 이 마스크가 팽창하여 후두 주변을 밀폐시켜서 튜브와 기관이 연결되게 해준다. 수술실에서 짧고 간단한 수술 시, 병원전단계에서 응급구조사에 의한 전문 기도확보 장비로 인정되면서 LMA의 사용은 증가되고 있다.

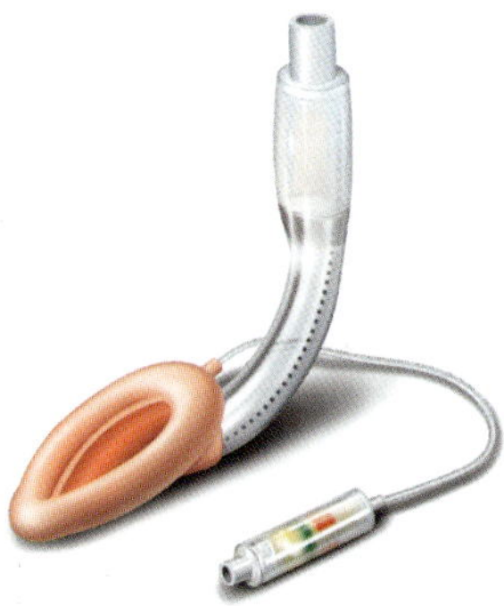

- **LMA 삽관 순서**

1. 삽관 전 산소화를 시킨다.
2. 백마스크를 이용하여, 100% 산소를 공급한다. (저장낭이 있는 백마스크에 10-15 L/분의 산소를 투여)
3. 환자의 체중을 가늠하여 적당한 크기의 LMA를 선택한다.
   LMA의 규격과 공기주입량은 LMA tube에 표시되어 있다.

크기	적용범위	공기주입량
#1	5 kg 이하	4 mL
#1.5	5-10 kg	7 mL
#2	10-20 kg	10 mL
#2.5	20-30 kg	14 mL
#3	30-50 kg	20 mL
#4	50-70 kg	30 mL
#5	70-95 kg	40 mL
#6	95 kg 이상	50 mL

3. 손가락으로 커프를 누르면서 주사기를 이용하여 커프의 공기를 완전히 제거한다.
   이때 커프가 주름지지 않도록 해야 한다. 바닥에 놓고 커프를 누르거나 손 위에서 손가락으로 커프를 눌러도 되며, 기도기의 커프 부분을 만질 때는 감염원에 오염되지 않도록 주의한다.
4. 커프의 뒷면에 수용성 윤활제를 바른다.
   윤활 젤리가 튜브의 입구를 막거나 튜브 안쪽으로 들어가지 않도록 한다.
5. 튜브를 삽입한다.
   엄지와 검지를 이용하여 튜브를 잡는다. 삽관 시 튜브 근위부가 환자 다리 쪽을 향하여 얼굴면과 거의 수평상태가 되게 한다. 즉, 튜브를 삽입할 때 튜브가 얼굴면에 수직이 되도록 넣어서는 안 된다. 튜브의 등쪽면이 입천장에 밀착되어 음식을 삼키는 방향으로 삽입하도록 한다. 식도 괄약근에 닿아 저항이 느껴질 때까지 충분히 밀어 넣는다. 반드시 다른 손으로 튜브를 고정한 상태에서 삽입에 사용한 손을 빼내도록 한다.

공기 주입 후 위치 변화
LMA에 공기 주입하면 튜브가 정상적으로 밀려나온다. 이를 고려하여 삽관 시 더 깊이 넣는다.

관이 과도하게 밀려나오는 경우
공기 주입 후 관이 과도하게 밀려나오거나 빠졌을 때는 그 상태에서 다시 집어넣으려 하지 말고, 커프의 공기를 제거하여 튜브를 빼낸 후 다시 삽관하도록 한다.

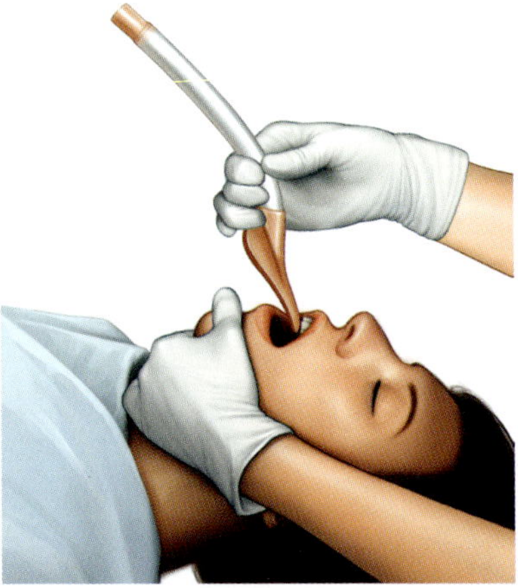

삽관 상태를 확인해야 하는 상황

1. 제세동 시행 후 환자의 자세 변경
2. 침대 이동
3. 이송

6. 크기에 알맞은 적정량의 공기를 커프에 주입하고 고정한다.

   튜브 크기에 따른 적정량의 공기량이 튜브에 표시되어 있다. 튜브에 표시된 최대 공기 주입량 이하로 주입하도록 해야 한다(최대 공기주입량 주입하면 후두 구조가 변형되어 공기가 새어나올 수 있다). 공기 주입 후 커프 압력(cuff pressure)은 60 cmH_2O 이하로 유지해야 한다. 튜브의 중앙 검은선이 환자 얼굴 중앙에 위치하도록 하여 고정해야 한다. 튜브는 환자의 머리쪽이 아니라 턱쪽으로 휘어지도록 하여 고정해야 한다. 고정은 고정용 테이프 혹은 LMA 전용 고정기구를 이용하여 고정하도록 한다.

권고사항
성문상 기도기 사용 중 위 팽만 발생할 시 L-tube 삽입을 고려해본다.

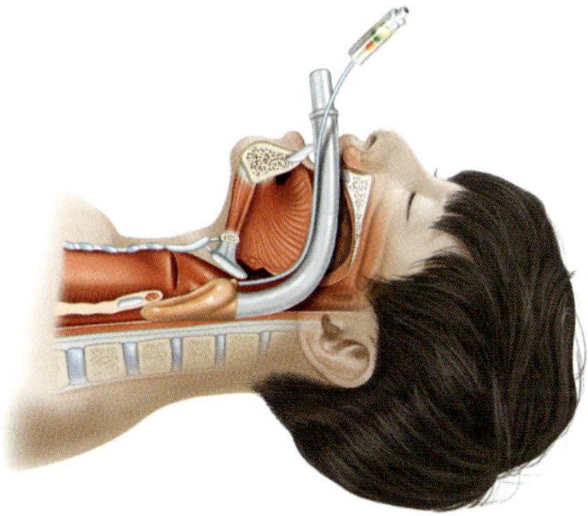

7. LMA 삽입 후 삽입 상태를 확인한다.
   물림보호대(bite block) 중앙 부위에 앞 치아가 위치해 있는지 확인한다. 중앙 검은선이 환자 얼굴 중앙(콧등)에 위치해 있는지 확인한다. 백마스크를 이용하여 환기를 했을 때 별다른 저항 없이 충분히 환기되는지, 흉곽이 오르내리는 것을 확인한다. 백마스크를 이용하여 환기를 하면서 상복부와 흉부를 청진한다. $ETCO_2$ 측정 기구나 장비를 이용하여 농도를 확인한다.

후두 튜브(Laryngeal tube: LT)

LT는 한 개의 관으로 되어 있으며 두 개의 커프가 관 위 아래로 있고 그 커프 사이에 환기 구멍이 있다. 양쪽 커프는 한 개의 밸브/지표 풍선을 통하여 공기를 주입하여 팽창시킬 수 있도록 되어 있다. 원위부 커프는 식도를 밀폐하도록 제작되어 있으며 근위부 커프는 구인두 부위를 밀폐하도록 만들어져 있다. 근위부 끝부분은 15 mm 커넥터로 되어 있어 호흡기나 백마스크를 부착할 수 있도록 되어 있다.

LT 적응증
1. 30 cmH_2O 이상의 압력으로 환기를 해야 하는 환자
2. 자발 호흡을 해야 하는 환자의 기도유지
3. 기관내삽관이 필요한 경우 이를 대신할 목적
4. 기관내삽관에 경험이 부족한 (준)의료인에 의한 사용
5. 기도 종괴나 목 부위의 병리적 이상으로 기관내삽관을 실패한 경우

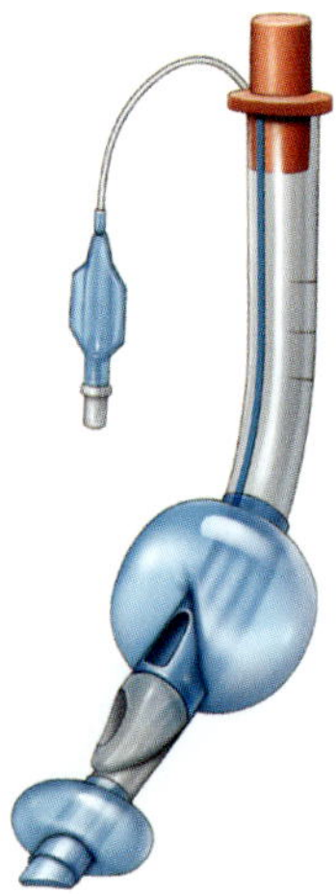

LT 금기증
1. 구역반사(gag reflex)가 남아 있는 의식이 있는 환자
2. 식도질환을 앓고 있는 환자
3. 부식성 물질을 음독한 환자

젤리 사용 시 주의사항
수용성 젤리를 튜브 끝부분 사면과 튜브 후면에 도포할 때 환기 구멍에 윤활제가 들어가거나 근처에 발라지지 않도록 해야 한다.

- **LT 삽관 순서**

1. 구역반사(gag-reflex)가 없는 것을 반드시 확인한다.
   - 통증 자극을 이용하여 의식상태를 확인한다.

2. 전산소화(preoxygenation)를 한다.
   삽관을 하기 전에는 반드시 백마스크를 이용한 환기를 통하여 전산소화를 하고 이때 100% 산소를 공급한다. 산소 공급 중단 시간(삽관 시간)이 최대 30초 이상 경과되지 않도록 해야 한다.
3. 환자 키에 맞춰 적당한 크기의 LT를 선택하고 점검한다.
   LT 규격과 공기주입량은 튜브에 표시되어 있다.

연결단자 색깔	오랜지색	노란색	빨간색	초록색
환자 키(체중)	105–130 cm (25–35 kg)	122–155 cm	155–180 cm	>180 cm
튜브 크기	2.5	3	4	5
커프 압력	60 cmH_2O	60 cmH_2O	60 cmH_2O	60 cmH_2O
커프 용적	30–40 mL	45–60 mL	60–80 mL	70–90 mL

삽관 시 주의사항
절대로 튜브를 강제로 힘을 가하여 넣지 않도록 한다.

여분의 LT를 준비해서 즉시 사용할 수 있도록 준비해 놓는다. 튜브의 커프 상태를 점검한다. 주입 공기량 최대치를 주입해본다. 삽입 전에 커프 안의 공기를 모두 제거하고 자극을 최소화하기 위해 젤리를 바른다.

> **삽관 시 고려사항**
> 삽관 시 발생하는 산소 공급 중단 시간이 최대 30초 이상 경과되지 않도록 해야한다.

4. 환자의 머리를 sniffing position 또는 중립자세로 위치시킨다. LT 연결부를 오른손으로 잡는다. 반대쪽 손으로는 혀-턱들기법이나 수지교차법으로 기도를 개방한다(경추손상의 가능성이 없을 때). 또 다른 방법으로는 측면접근법이 있다. LT를 측면으로 45-90° 돌려서 튜브의 파란선이 입술 끝부분에 닿도록 한다. 입안으로 튜브를 밀어 넣어 혀의 기저부위까지 다다를 수 있도록 진입시킨다. 튜브 끝이 혀 아래를 지나면, 튜브의 파란색 선이 턱쪽을 향하도록 회전시킨다.
5. LT의 굵은 검은선(tooth mark)이 치아에 위치 할 때까지 튜브를 삽입힌다.

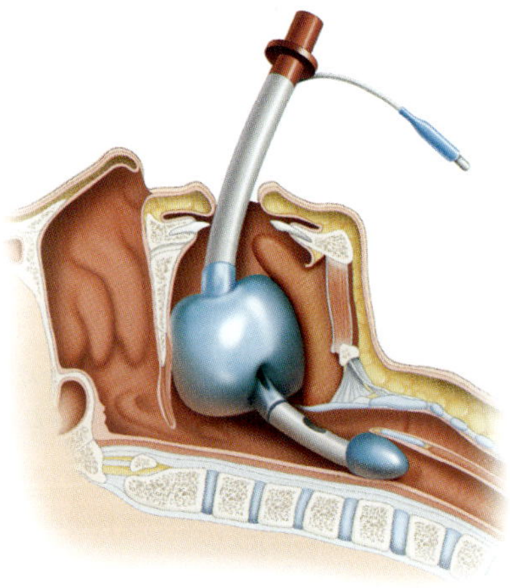

6. 제품에 포함된 주사기로 권장하는 공기량의 최대량을 커프에 주입하고 고정한다. 백마스크를 튜브에 연결해서 부드럽게 환기시키면서 동시에 환기가 용이하고 공기가 자유자재로 드나드는 순간까

지 튜브를 뒤로 조심스럽게 잡아당긴다(최소한의 압력으로 다량의 환기량을 환기할 수 있는 순간).

7. 삽관 후 삽입 상태를 확인한다.

 튜브 근위부에 환기 구멍까지의 거리를 나타내주는 깊이 표시가 되어 있다. 청진과 흉곽의 움직임, $ETCO_2$ 확인을 통해 튜브의 위치를 확인하도록 한다. 커프의 압력을 60 cmH_2O가 되도록 혹은 권고된 공기량만큼 되도록 주입한다. 튜브를 반창고나 다른 고정 기구들을 사용하여 고정한다.

아이겔(i-gel)

> **아이겔 적응증**
> 1. 기관 삽관에 실패한 환자나 응급상황에서의 기도 확보
> 2. 장비가 잘 갖추어진 구급차 내 환자의 기도 유지
> 3. 응급상황이나 심폐소생술 상황

아이겔의 커프는 열가소성 탄성체 젤(thermo-plastic elastomer gel)로 이루어져 있어 커프를 팽창할 필요가 없어 쉽고 빠른 삽관이 가능하며 배우기도 쉽다. 실제 사용자들(응급구조사, 간호사, 의사)의 삽관 성공률이 93-99%로 보고되어 있다. 후두 밀착 압력은 20-24 cmH_2O 정도로 상당한 밀착력을 갖는다. 또한 인두에 밀착되는 곳이 탄성체 겔로 되어있어 구강 내 구조물의 손상을 최소화 할 수 있으며, 위장관 튜브 삽입 또는 흡인이 가능한 통로가 있다. 후두개의 하강을 방지하는 구조로 이루어져 기도 유지에 용이하다.

주의사항

1. 기관내삽관보다 탈관의 가능성이 높기 때문에 삽입한 후 청진과 이산화탄소농도를 모니터 한다.
2. 완전히 저항이 느껴지는 정도까지 부드럽게 밀어넣는다.
3. #4 크기 아이겔이 대부분의 환자에서 적용 가능하다.

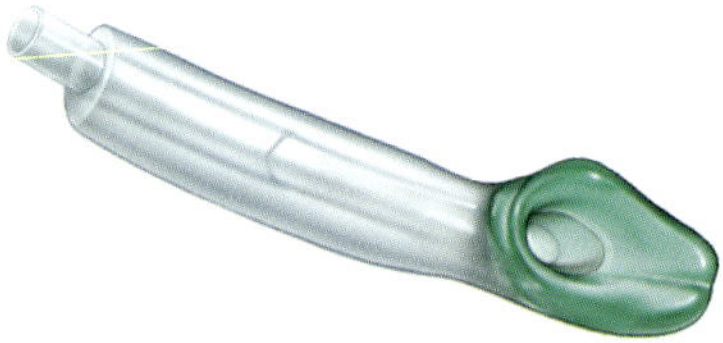

i-gel size	Patient size	Patient weight guidance(kg)
1	Neonate	2–5
1.5	Infant	5–12
2	Small paediatric	10–25
2.5	Large paediatric	25–35
3	Small adult	30–60
4	Medium adult	50–90
5	Large adult+	90+

● 삽관 순서

1. 장비 준비

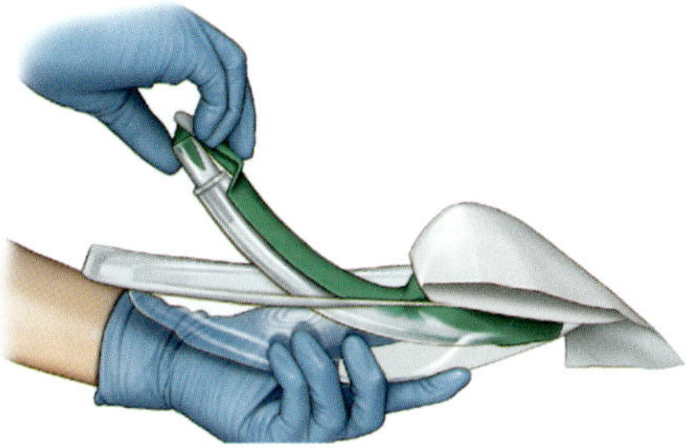

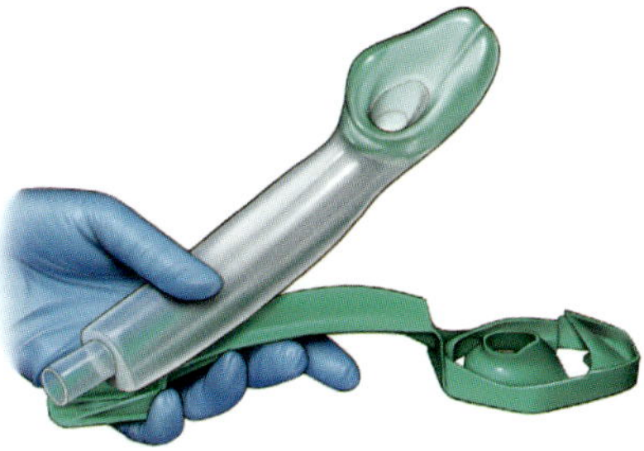

2. 수용성 젤 바르기

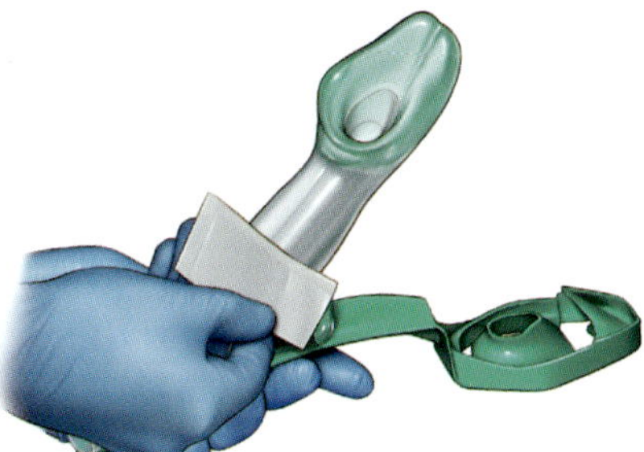

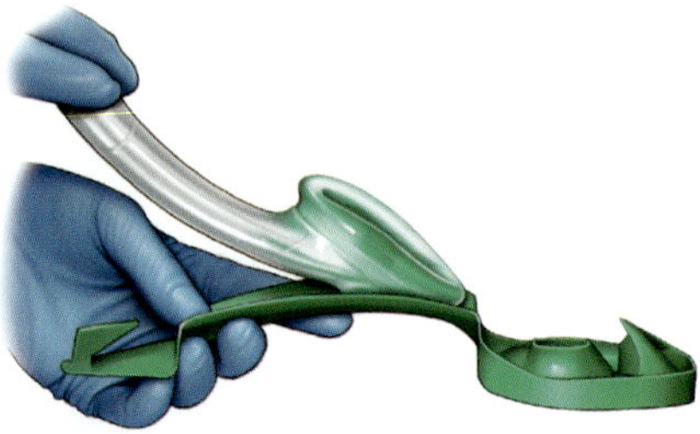

3. 열린 부분을 아랫턱 쪽으로 향하도록 하여 삽입한다. 환자는 'sniffing position'을 하면 도움이 된다.

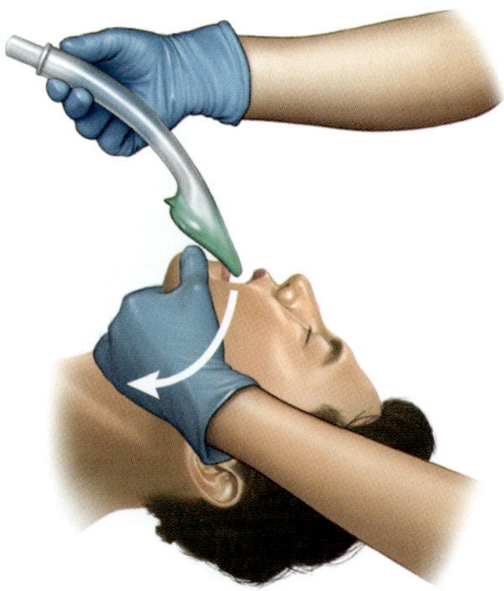

4. 아래턱을 부드럽게 아래로 내려 입을 벌린다.
5. 경구개를 따라 아래쪽, 뒤쪽 방향으로 저항이 있을 때까지 서서히 넣는다.

아이겔 삽입 후 기관내관 교체

아이겔의 삽입 후 후두경을 통한 성문확인 없이 아이겔의 산소통로를 통한 기관내관으로 교체가 가능하다.

1. 기관내관(6-6.5 Fr.)의 tip을 제거 한 후 아이겔(#4)의 통로를 통해 튜브를 끝까지 밀어 넣는다
2. 입안의 기관내관을 찾아 손으로 고정 시킨 후 아이겔(#4)을 조심스럽게 제거 한다.
3. bite block를 환자에 입으로 삽입 후 ET Tube를 2-3 cm 안으로 밀어 넣는다
4. ET tube를 ballooning 시키고 tip을 연결 한 후 백마스크를 이용하여 확인 및 환기한다.

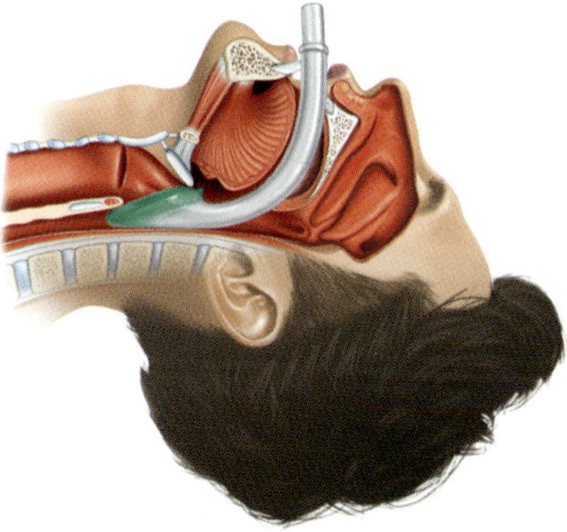

6. 반창고나 전용 고정 기구를 사용하여 고정하고 삽관 상태를 확인한다.

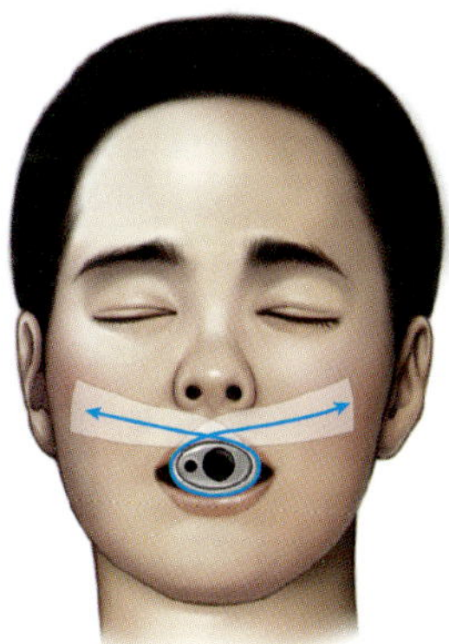

> **비디오후두경**
> (Videolaryngoscope)
>
> Pentax-AWS®, C-MAC, Glidescope 등 다양한 종류의 비디오후두경이 시판되고 있다. 사용에 익숙하지 않은 임상의료진은 기도내삽관에 실패할 수도 있으므로, 성공을 위해서는 기기의 특징을 미리 숙지해야 하며, 연습은 반드시 필요하다.

비디오후두경을 이용한 기관내삽관

(Endotracheal intubation with videolaryngoscope)

어려운 기도 환자에게 적용하던 비디오 후두경을 이용한 기관내삽관은 최근 코로나바이러스감염증-19(코로나-19) 유행 상황을 맞아 더욱 주목받는 술기가 되었다. 기도내삽관이 필요한 모든 상황에서 비디오 후두경은 유용할 수 있으며, 감염 방지를 위해서 임상 의료진들이 필수적으로 익혀야 할 필요가 있다. 일반 후두경을 사용하는 경우 후두덮개와 성문을 직접 보며 입, 인두, 후두부위를 일직선으로 만들지 못해서 시야 확보가 되지 않을 수 있는데, 비디오 후두경은 비디오 장치를 이용하여 해당 부위들을 일자로 만들지 않아도 삽관이 가능하다는 특장점이 있다. 고식적 기도내삽관의 실패, 두경부의 움직임을 제한할 필요가 있을 경우, 환자의 입벌림이 제한되는 경우, 비만, 경추 손상 의증, 그리고 코로나-19를 포함한 감염의 위험이 있지만 기도확보가 필요한 경우 등을 포함하여 기도삽관의 어려움이 예측되는 모든 상황에서 유용하다.

6-4
CHAPTER

제세동(Defibrillation)

서울대학교 의과대학 응급의학과 **오영택**

> **신속한 제세동과 심폐소생술이 심장정지 환자의 소생에 중요한 영향을 미치는 이유**
> 1. 갑자기 발생한 심장정지 환자의 가장 중요한 심장 리듬은 심실세동이다.
> 2. 심실세동의 유일한 치료 방법은 전기적 제세동이다.
> 3. 심실세동이 발생한 후 시간이 경과할수록 제세동의 성공 가능성은 떨어진다.
> 4. 심실세동은 수 분 이내에 무수축 상태가 된다.

제세동(Defibrillation)

심장정지 환자에서 심폐소생술과 제세동의 중요성

급성 심장정지는 심실세동이 발생하여 유발되는 경우가 많으며, 심실세동의 가장 중요한 치료는 전기적 제세동이다. 제세동이란 심실세동 환자에게 극히 짧은 순간에 강한 전류를 심장에 통과시켜서 대부분의 심근에서 활동전위를 유발하여 심실세동이 유지될 수 없도록 함으로써, 심실세동을 종료시키고 심장이 다시 정상적인 전기 활동을 할 수 있도록 유도하는 것이다. 심폐소생술을 시행하지 않는 경우 제세동에 의한 생존율이 매분 7-10%씩 감소하며, 목격자에 의한 심폐소생술이 시행되면 제세동의 성공률이 분당 3-4% 정도로 감소된다. 즉, 심장정지 현장에서 심폐소생술을 시행하면 심폐소생술 시행 없이 제세동을 할 경우보다 성공 확률이 2-3배 증가한다고 볼 수 있다. 현장에서 목격자 심폐소생술이 시행되면 환자

제세동과 심폐소생술 시행의 우선 순위
심장정지로부터 일정 시간이 경과한 환자에게 심폐소생술을 먼저 시행한 후 제세동을 한 경우와 제세동을 먼저 시행한 경우 생존율의 차이가 없음이 보고되었다. 따라서 심장정지 환자에게 신속히 심폐소생술을 시작하되 제세동기가 준비되면 즉시 적용하여 제세동이 필요한 경우 바로 제세동을 해야 한다.

제세동 후 심장리듬 확인 없이 바로 가슴압박을 시행해야 하는 이유
두 개의 무작위 실험연구에서 제세동 후 심장리듬 분석이 생존율을 증가시키지 못하였다. 기존 연구에서 제세동 후 자발순환회복이 되기 전까지 무수축이 지속되는 기간이 120초가 넘는 환자가 전체의 25%까지 보고 되었다.

1회의 제세동
리듬이 심실세동/무맥성 심실빈맥인 경우 제세동은 1회만 시행한다. 첫 번째 제세동의 성공률이 가장 높고, 가슴압박의 중단을 최소화하기 위함이다.

의 신경학적 기능도 보다 잘 유지되며, 특히 성인 심장정지후 5분 이내에 제세동이 시행되면 신경 손상이 거의 없다고 보고되었다. 하지만, 심폐소생술만으로는 심실세동이 정상리듬으로 변환될 가능성은 거의 없으므로 심장정지 초기에 제세동을 하는 것이 무엇보다 중요하다.

자동제세동기

자동심장충격기는 의료지식이 충분하지 않은 일반인이나 응급의료종사자들이 쉽게 사용할 수 있도록 심전도를 자동으로 분석하여 제세동이 필요한 심장리듬을 구분해주며, 사용자가 직접 제세동을 할 수 있도록 유도하는 장비이다.

사용방법은 자동심장충격기의 종류 및 제조회사에 따라 약간의 차이가 있으나, 기본적으로 (1) 전원을 켜고 (2) 환자의 상의를 벗긴 후 두 개의 패드를 오른쪽 빗장뼈 아래와 왼쪽 젖꼭지 아래의 중간 겨드랑선(mid-axillary line)에 붙이고 (3) 자동심장충격기가 심전도를 분석하는 동안 환자와 접촉하지 않도록 한 후 (4) '제세동이 필요합니다'라는 음성 지시가 나오면 자동심장충격기가 스스로 충전을 시작한다. 가슴압박을 5-10초만 중단해도 제세동이 심실세동을 제거할 기회가 감소하기 때문에 제세동기가 충전되는 동안 가슴압박을 지속한다. 충전이 완료되면 제세동 버튼을 눌러 제세동을 시행한다.

자동심장충격기에서 '제세동이 필요하지 않습니다'라는 음성 지시가 나오거나, 제세동을 시행한 후에는 즉시 심폐소생술을 다시 시작한다.

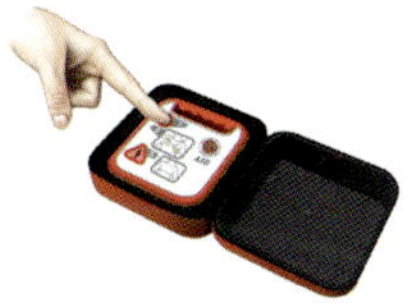

① 전원을 켠다

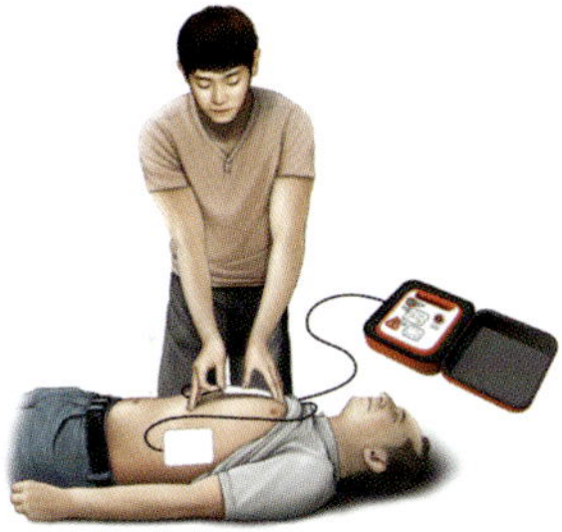

② 두 개의 패드 부착

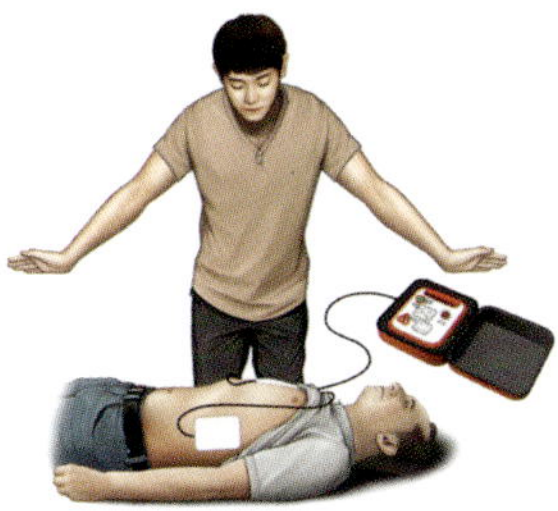

③ 심장리듬 분석

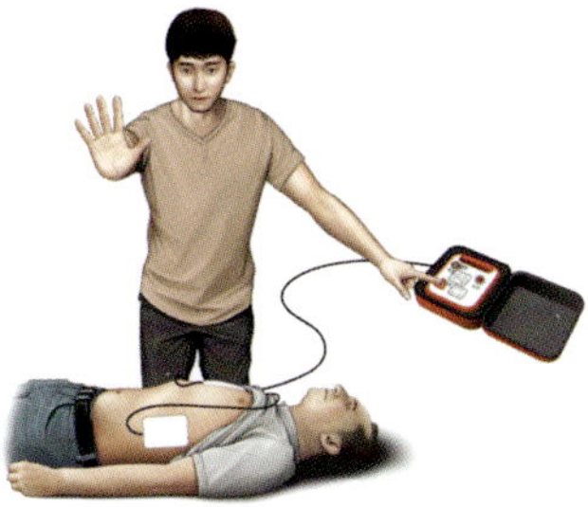

④ 제세동 시행

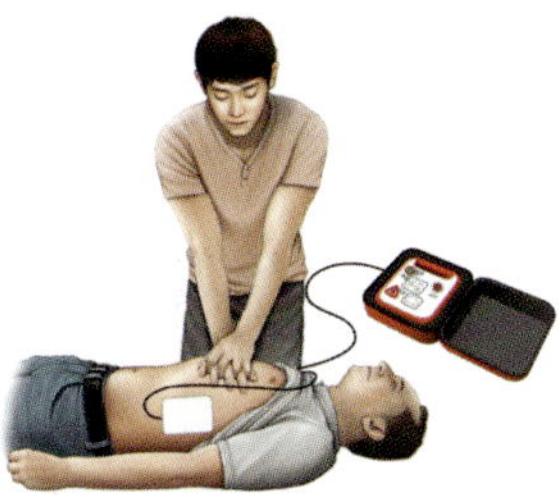

⑤ 즉시 심폐소생술 다시 시행

● 자동제세동기 사용법

8세 미만의 소아의 경우 성인에 비해 적은 에너지로 제세동을 하는 것이 권장되므로, 패드를 소아용 패드로 교체하거나, 자동심장충격기를 소아용 모드로 전환하여 사용하여야 한다. 그러나, 소아용 패드나 에너지 용량 조절장치가 없는 경우에는 성인용 자동제세동기를 그대로 적용할 수 있다.

수동 제세동기

1) 제세동 에너지양

이상파형 제세동기가 가능하면 120 J-200 J을 사용한다. 사용 에너지량을 모르면 첫 번째는 200 J로 시행하고 다음엔 동일하거나 높은 에너지로 시도한다. 만일 단상 파형 제세동기를 사용하면 360 J로 시행하고, 그 뒤로 계속 동일하게 시도한다. 심실세동이 제거 되었다가 재발한 경우, 제세동에 성공했던 에너지를 사용한다.

8세 미만의 소아의 경우 초기에너지로 2 J/kg를 사용하고 4 J/kg까지 에너지를 증가시킬 수 있다.

이상파형 제세동기는 파형의 다양성을 이용하는데 각각 특유의 에너지에서 심실세동 제거에 효과적으로 제조사마다 기계의 적절한 제세동 에너지를 표시해 놓은 경우가 많다.

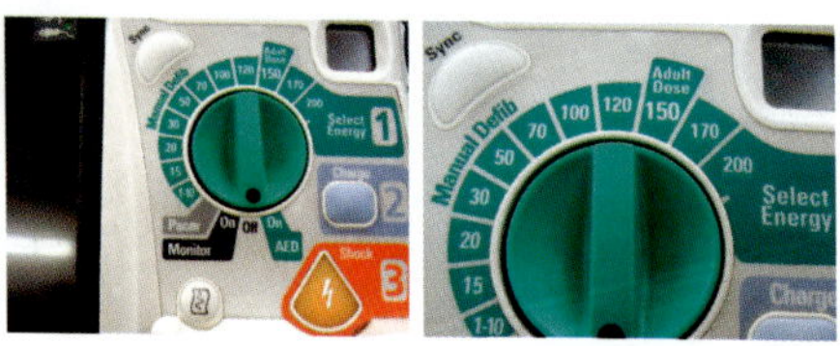

제조사에 따라 적정 에너지양을 표기해 놓은 경우도 있다

2) 전극(패드/패들)의 위치

전극의 위치는 자동심장충격기와 같다(흉골-심첨부; sternum-apex). 이상파형 제세동기를 사용할 경우 흉골, 심첨부로 표시된 두 전극의 위치가 바뀌

제세동기 에너지 파형
제세동기에 사용되는 에너지 파형은 한쪽 극의 전류(주로 양극)만을 일정 시간 동안 흐르게 하는 단상파형(monophasic waveform)과 양극과 음극의 전류를 함께 사용하는 이상 파형(biphasic waveform)의 두 가지 종류가 있다. 과거 단상 파형 제세동기가 사용되어 왔으나 최근에는 이상파형 제세동기가 보다 적은 에너지에서 안전하고 효과적으로 제세동을 하는 것으로 연구되어 이상파형 제세동기로 교체되고 있다. 사용하는 에너지양은 단상파형인가, 이상파형인가에 따라 다르다.

제세동 시 주의할 점
1. 제세동 시 10 kg 정도의 힘으로 1-2초 누르고 있어야 한다. 많은 의료진이 제세동할 때 바로 손을 뗀다.
2. 다섯까지 세면서 셋에 쇼크버튼을 누른다. "하나, 둘, 셋!(쇼크), 넷, 다섯(뗀다)"
3. 제세동 시 환자의 왼팔에 오른손이 닿지 않게 주의해야 한다.
4. 제세동시 'Sync' 버튼이 꺼져 있는지 꼭 확인한다.

어도 큰 지장이 없으므로 전극의 위치를 바꾸느라 제세동 시간을 지연시키거나, 가슴압박을 중단할 필요는 없다.

3) 제세동을 위한 안전확인

제세동 시 안전을 위해서 큰 목소리로 주위 사람들에게 알려야 한다(5초 이하).

〈예〉 "자, 이제 제세동 하겠습니다. 모두 비키세요. "
"하나, 둘, 쇽(shock), 넷, 다섯(뗀다)"

위 용어를 동일하게 사용할 필요는 없지만 곧 제세동을 시행한다는 것에 대해 모든 사람들이 인지하고 떨어져 있도록 경고해야 한다.

환자, 침대, 장비와 자신, 팀원의 접촉 유무를 눈으로 확인하고, 특히 백밸브 마스크로 환기를 시행하고 있는 사람의 손이 장비에 접촉하지 않고 있는지 확인한다.

shock 버튼을 누르기 전 다시 한번 자신을 확인한 후 제세동 시행한다.

패들과 패드
효과적인 제세동을 전달하기 위해 흉강저항을 감소시키기 위한 전도성 물질이 사용된다. 어떤 것이 더 좋다는 자료는 없으나 패드가 방전 발생 위험이 적고 환자의 심전도 감시가 가능하고, 빠른 제세동 전달이 가능하며, 산소를 사용하는 환경에서 전기 아크에 의한 화상의 위험이 적기 때문에 패들 대신 패드를 사용할 것을 권고한다.

호흡 주기
전기는 공기로 잘 전도되지 못하므로 되도록 호기말(end-expiratory phase)에 제세동을 시도한다.

흔한 패들 위치 오류
가장 흔한 위치 오류는 환자의 좌측 겨드랑이 부위에 위치시키는 패들이다. mid-axillary line에 패들의 중앙선을 일치시킬 정도로 깊숙히 위치시켜야 한다. 이때 환자의 왼팔에 시술자의 손이 닿을 수 있으므로 주의해야 한다.

전기적 심장율동전환 시 주의사항

전기적 심장율동전환 시에는 항상 CPR과 제세동 준비를 해야 한다. 대부분의 제세동기는 심율동전환 후에 초기상태인 제세동 모드로 전환되기 때문에 다시 심율동전환을 할 때에는 동기화 모드의 활성화 여부를 확인해야 한다.

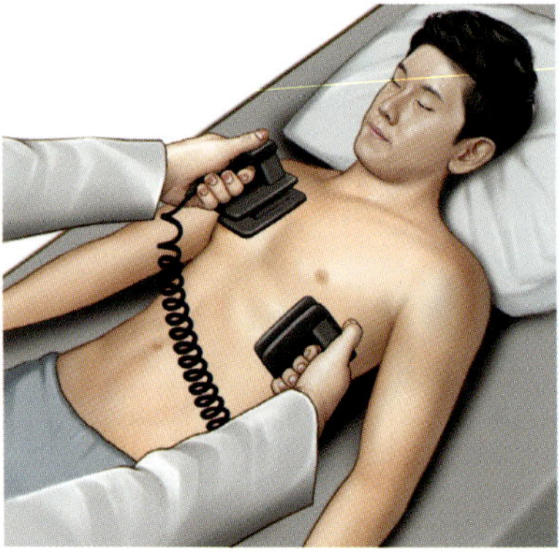

특별한 상황에서의 주의할 점

1. 환자 가슴에 털이 많은 경우 전극이 가슴에 잘 안 붙을 수 있고, 털이 전극과 가슴 사이에 공기를 붙잡아 놓을 수 있기 때문에 털을 면도하고 붙여야 한다. 높은 임피던스와 간헐적인 전류 아크가 유발될 수 있고, 이로 인해 중환자실처럼 산소가 풍부한 곳에서는 화재를 일으킬 수도 있다.
2. 영구 심박동기(permanent)나 이식형 제세동기(ICD)를 삽입한 환자에게 제세동을 할 때는 기계의 기능을 저해할 수 있기 때문에 그 위나 근처에 전극을 부착해서는 안 된다. 제세동 후에는 영구 심박동기와 이식형 제세동기를 재점검해야 한다.

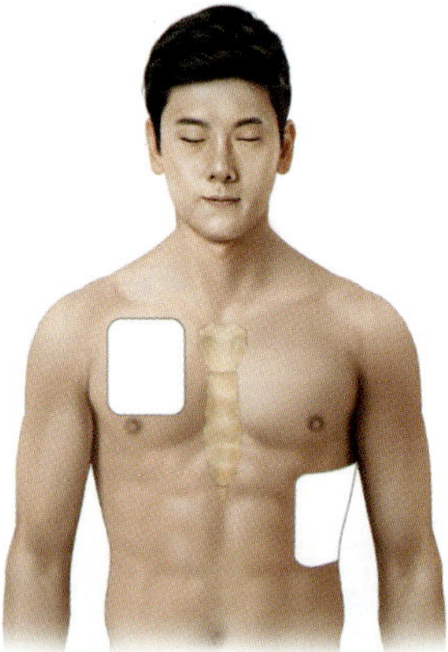

(참고) 제세동 시 패들과 패드의 위치

동기 쇼크(Syncronized shock)

최근 제작된 제세동기에는 제세동 기능과 심율동전환 기능을 포함하고 있으며 두 종류(제세동을 위한 비동기 쇼크와 심율동전환을 위한 동기 쇼크)의 쇼크 전달이 가능하다. 동기 쇼크는 제세동기 모니터상의 QRS 파와 동기화되어 쇼크를 전달하는 방식으로, 센서를 이용하여 심장주기 중 R파의 최상점에서만 쇼크가 가해진다. 이 방식은 심장주기 중 상대적 불응기(심전도에서 T파가 나타나는 시기, 매우 취약하여 쇼크가 전달되는 경우 심실세동의 발생 가능성이 높음)에 쇼크가 전달되는 것을 방지하여, 심실세동의 발생 가능성을 최소화 한다. 제세동기의 "sync" 옵션을 선택해야 하며, 쇼크의 전달이 QRS 파와 동기화 되어 있어 "shock"버튼을 누른 후 에너지가 전달되는데 약간의 시간차가 발생할 수 있으므로 전기 에너지가 전달될 때까지 쇼크 버튼을 계속 누르고 있어야 한다. 제세동보다 낮은 에너지를 사용하여, 쇼크를 가할 때에는 항상 동기화해야 한다. 만약 심율동전환이 필요하지만 동기화할 수 없는 경우에는 고-에너지 비동기 쇼크(제세동 용량)를 가한다.

동기 쇼크의 문제점

1. 빈맥의 R파 최상점이 불분명하거나, 진폭이 작을 때 모니터는 R파의 최상점을 감지하지 못하여 쇼크가 전달되지 않을 수 있다.
2. 대다수의 제세동기는 심전도 리드를 부착하지 않고 패들만 환자에게 접촉한 상태에서는 동기화할 수 없다. 미숙한 시술자는 동기화되지 않는 원인을 모르는 채 심율동전환을 시행하지 못할 수 있다.
3. 전극들을 붙여야 하거나 시술자가 장비에 익숙하지 않다면 동기화에 추가로 시간이 소요될 수 있다.

● 시행 순서

1. 환자가 불안정하거나 혈역학적 징후가 급격히 악화되고 있는 상황이 아니라면 모든 의식이 있는 환자들은 진정제를 투여한다.
2. 제세동기의 전원을 켠다.
3. 모니터 전극을 환자에게 붙이고[흰색은 오른쪽, 검은색은 왼쪽 어깨, 빨간색은 왼쪽 전상장골극(anterior superior iliac spine) 부위] 리듬이 나오는지 확인한 후 환자에게 패드를 위치시킨다(우측 쇄골하부와 좌측 유두높이의 액와선상).
4. sync 버튼을 눌러 동기화 모드를 실행한다.
   (심실세동의 경우 sync 버튼이 꺼져있어야 한다. 즉, 비동기 쇼크를 시행한다)
5. R파 앞에 동기화의 표식이 나타나는지 확인한다.
6. 리듬에 따라 적정 에너지를 선택한다.

동기 쇼크 적응증

1. 불안정 상심실성빈맥
2. 불안정 심방세동
3. 불안정 심방조동
4. 맥박이 있는 불안정 단형(규칙적) 심실빈맥

7. 팀 구성원에게 "제세동기 충전 중이니 비켜서세요!"라고 외친다.
8. charge 버튼을 누른다.
9. 충전이 완료되면 "환자에게서 떨어지세요!"라고 큰 소리로 말하고 모두 떨어져 있는지 확인한다.
10. shock 버튼을 누른다.
    버튼을 누른 후 에너지가 전달되는 데 시간차가 발생할 수 있으므로 환자에게 에너지가 전달되는 것을 느끼기 전에 패드를 떼지 않도록 한다.
11. 모니터를 확인한다.
    만약 빈맥이 지속되고 있다면 심율동전환 알고리즘에 따라 에너지를 높인다. 초기 에너지에 반응하지 않을 경우 순차적으로 에너지 용량을 증량하여 쇼크를 시행한다.

비동기 쇼크(Unsyncronized shock)

비동기 쇼크는 단순히 시술자가 "shock" 버튼을 누르자마자 전기 에너지가 전달되는 방식이다. 그러므로 심장박동 주기의 어느 때에도 쇼크를 가할 수 있다. 비동기 쇼크는 낮은 에너지로 쇼크를 가할 경우 심실세동을 유발할 가능성이 높기 때문에 동기화 쇼크보다 높은 에너지를 사용해야 한다.

> **비동기 쇼크 적응증**
> 1. 맥박이 없는 환자
> 2. 심각한 쇼크 또는 다형 심실빈맥처럼 리듬을 변환하지 않으면 심장정지가 발생할 심장정지 직전의 환자
> 3. 단형 파형인지 다형 파형인지 감별이 어려운 불안정성 심실빈맥 환자

● 시행 순서

1. 제세동기의 전원을 켠다.
2. 모니터 전극을 환자에게 붙이고(흰색은 오른쪽, 검은색은 왼쪽 어깨, 빨간색은 왼쪽 전상장골극 부위) 리듬이 나오는지 확인한 후 환자에게 패드를 위치시킨다(우측 쇄골하부와 좌측 유두높이의 액

와선상).
3. 리듬에 따라 적정 에너지를 선택한다.
4. 팀 구성원에게 "제세동기 충전 중이니 비켜서세요!"라고 외친다.
5. charge 버튼을 누른다.
6. 충전이 완료되면 "환자에게서 떨어지세요!"라고 큰 소리로 말하고 모두 떨어져 있는지 확인한다.
7. shock 버튼을 누른다.
8. 심장정지 상황이라면 즉시 가슴압박을 실시한다.
9. 초기 에너지에 반응하지 않을 경우 순차적으로 에너지 용량을 증량하여 쇼크를 시행한다.

이중연속제세동

이중연속제세동(double sequential defibrillation, DSD)은 2대의 제세동기를 이용하여 동시에 강력한 충격을 가하는 방법이다. 일반적인 제세동을 반복적으로 시행하여도 회복되지 않는 충격필요리듬을 조절하기 위해 이중연속제세동이 제시되었고, 이에 관한 연구에서 일부 효과가 보고되었다. 기존 제세동법과 제세동 방향전환법(전후 방향으로 바꾼 방법; vector change)과 이중연속제세동을 시행한 군을 비교하는 무작위 임상시험에서 방향전환법과 이중연속제세동 군이 더 높은 자발순환회복률을 보였다고 보고되었다. 병원 전 단계의 후향적 연구에서 이중연속제세동 시행군이 더 높은 생존 입원율을 보였으나, 생존퇴원율과 좋은 신경학적 예후에서는 유의한 차이가 없다고 보고되었다. 하지만, 충분한 무작위 연구가 아직 이뤄지지 않아, 충격필요리듬의 심장정지 시 일상적으로 이중연속제세동을 사용하는 것은 권장하지 않는다. 다만, 수차례의 제세동에도 반응하지 않는 불응성 심실세동의 경우에 체외순환 심폐소생술을 할 수 있는 대안이 없다면 이중연속제세동을 시도를 고려할 수 있다.

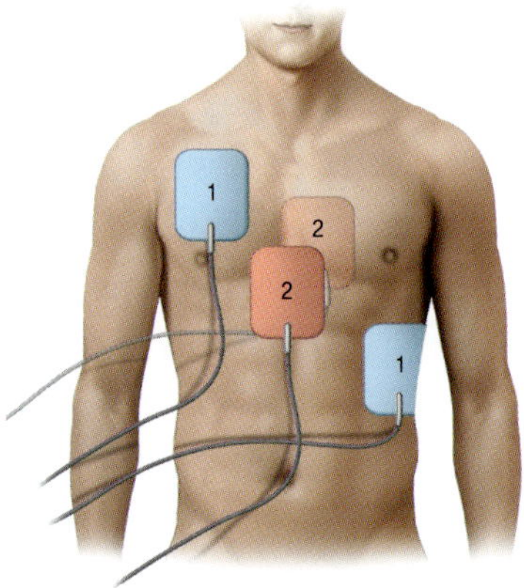

● 시행 순서

1. 제세동기 두 대를 준비하고 전원을 켠다.
2. 환자에게 각각의 제세동기의 패드를 위치시킨다 (제세동기 1대: 우측 쇄골하부와 좌측 유두높이의 액와선상, 제세동기 1대: 전 흉부 가운데와 후 흉부 가운데).
3. 제세동 에너지를 200 J로 설정한다.
4. charge 버튼을 누른다
5. 충전이 완료되면 큰 소리로 환자에게서 떨어질 것을 지시하고 접촉 중인 사람이 없는지 확인한다.
6. 두 개의 제세동기의 shock 버튼을 거의 동시에 누른다.
7. 즉시 가슴압박을 한다
8. 2분 뒤 다시 리듬을 확인하여 상기 과정을 반복한다.

6-5
CHAPTER

전문소생술 중 약물 투여

경동대학교 응급구조학과 **이귀자**

> **i**
> **말초정맥 투여 시 고려사항**
> 말초정맥을 이용한 투여는 심폐소생술의 중단이 필요하지 않으나, 중심순환(central circulation)까지 다다르기 위해서는 1-2분 정도 소요된다. 따라서, 말초정맥으로 약제를 일시 투여(bolus injection) 직후 20 mL의 수액으로 한번 더 일시 투여해야 하며, 동시에 10-20초 동안 팔을 들어 올려줌으로 중심순환에 더 빨리 도달할 수 있도록 하여야 한다.

효과적인 가슴압박과 빠른 제세동이 이루어지고 있다고 판단된 경우 약물 투여를 위해 정맥로 확보를 먼저 시도한다. 만약, 정맥로 확보의 실패나 정맥 주사가 불가능한 상황이면 골내주사를 시도한다.

정맥내 투여(Intravenous route, IV)

중심정맥을 통한 약제투약이 중심순환(central circulation)에 빨리 도달할 수 있더라도, 심폐소생술 중 말초정맥으로의 투여가 약제와 수액을 주입하기 위해서 우선되는 경로이다. 정맥내 투약을 위해 선호되는 말초정맥은 손등과 손목, 팔오금(antecubital fossa) 등에 위치한다. 그러나 심폐소생술 중에는 노쪽피부정맥(Cephalic vein)과 자쪽피부정맥(Basilic vein)으로 구성된 팔오금에 위치한 정맥이 가장 큰 표재성 정맥이기 때문에 주로 이용되며, 이때 사용하는 카테터의 굵기는 16-18 gauge가 적당하다.

> **중심정맥로 고려사항**
> 약물의 최고 농도를 높일 수 있고 약물 순환시간이 짧은 장점이 있으나, 중심정맥관 삽입이 심폐소생술을 방해할 수 있어 소생술 중에는 권장되지 않는다.

> **말초정맥 약물투여 시 추천사항**
> 우측그림과 같이 약물투여 준비에 있어 2개의 3-way valve를 수액세트에 연결하여 투여 약물과 20 mL 생리식염수를 준비한다. 이는 약물투여에 있어 보다 빠르게 투여할 수 있다.

말초정맥 투여 시 중심순환까지 신속하게 다다르게 하기 위해 다음과 같이 시행한다.

1. 투여할 약물을 준비한다.
2. 투여 약물을 덩이(bolus) 주사한 후, 생리식염수 20 mL를 추가 주입한다.

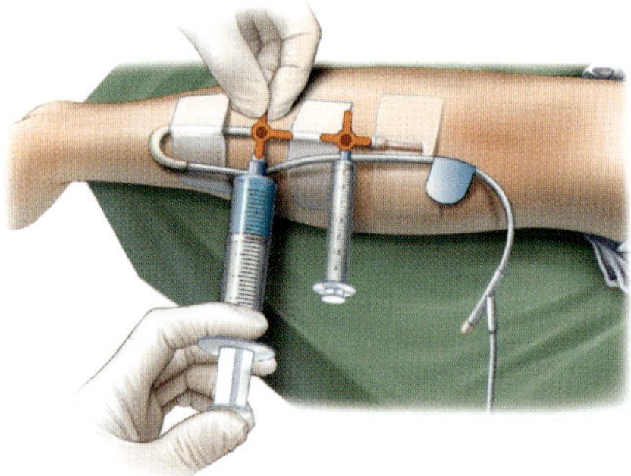

3. 약물투여 후 팔을 20초간 들어준다.

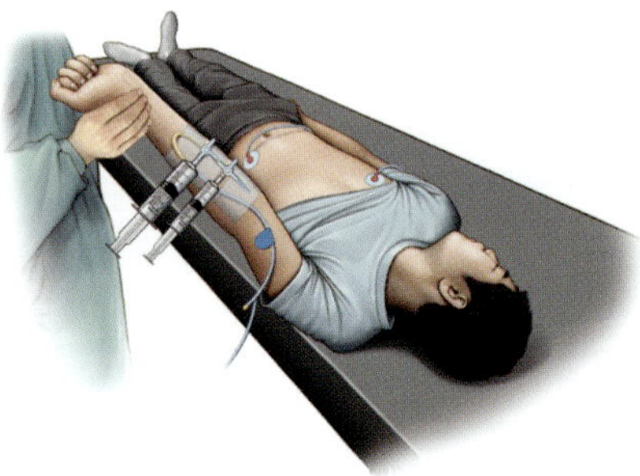

정맥 투여 시 고려사항

1. 심장정지 환자가 안정화되면, 기존 정맥 카테터를 제거하고 무균법을 적용해 새로운 정맥로 확보를 실시한다. 대부분의 응급상황에서는 빠른 정맥로

확보가 필수적이기에 무균법이 필요한 술기가 제한적일 수 있기 때문이다.

2. 카테터의 열린 상태(patency)를 유지하기 위해서는 적어도 10 mL/h의 속도로 수액을 주입해야만 한다.
3. 카테터가 확보된 팔을 심장 위치 혹은 그보다 조금 높게 위치하여 중심순환에 약제가 쉽게 도달할 수 있도록 한다.
4. 국소적인 합병증으로는 혈종, 연조직염(cellulitis), 혈전증(thrombosis), 정맥염(phlebitis) 등이 생길 수 있으며, 전신적인 합병증으로는 패혈증, 폐색전증, 공기 색전증(air embolism), 카테터 색전증(catheter fragment embolism) 등이 유발될 수 있다.

● 3-way valve를 이용한 약물투여

1. 2개의 3-way valve를 나란히 연결한 후(1), 투여약물과 생리식염수 20 mL 주사기를 다음과 같이 연결(2)한다.

(1)

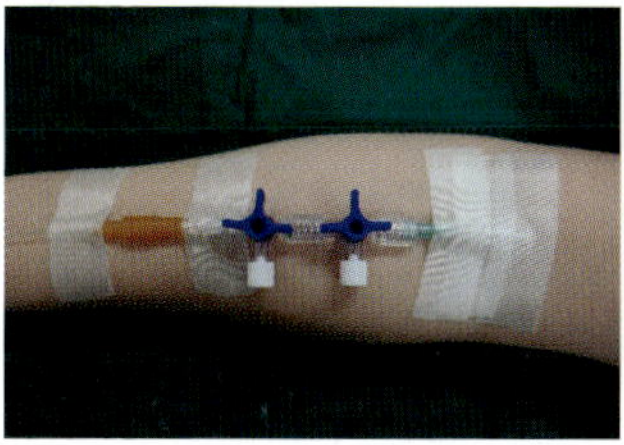

(2)

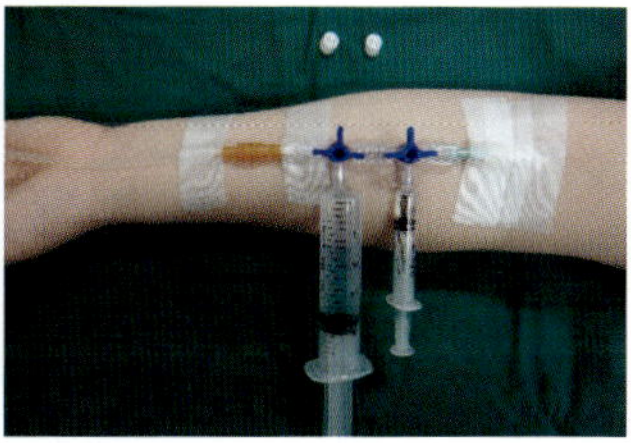

2. 준비된 약물을 투여하기 위해 투여약물이 연결된 3way valve를 시계방향으로 돌린 후 약물을 투여한다.

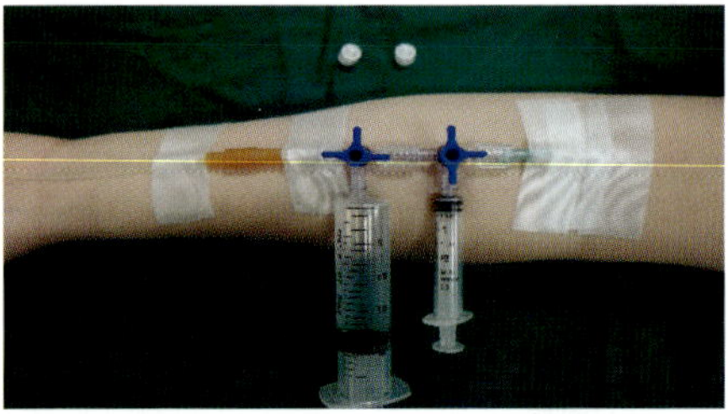

3. 투여 약물이 연결된 3way valve를 처음 상태로 돌린 후, 생리식염수 연결 3way valve를 시계방향으로 돌려 생리식염수 20 mL를 투여한다.

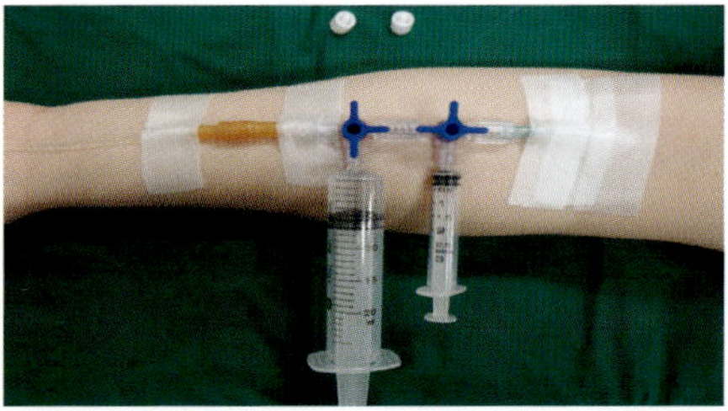

4. 3way valve 이전 상태로 돌린 후, 팔을 20초간 올린 후 주사기를 제거, 뚜껑을 닫는다.

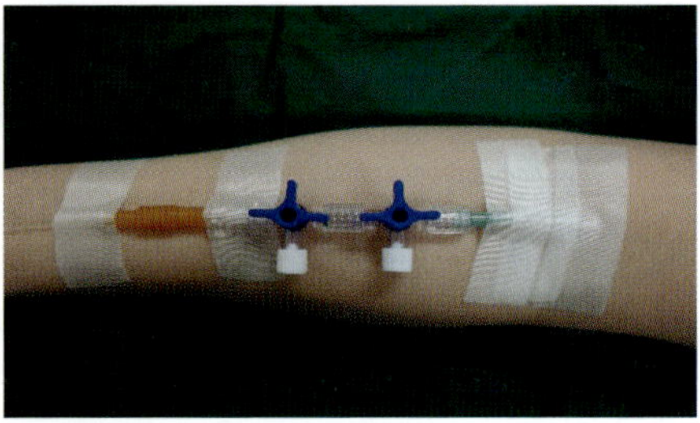

골내 주사(Intraosseous route, IO)

심장정지나 쇼크 상태의 위중한 환자를 치료할 때 수액이나 약물, 수혈을 위해서 정맥로 확보가 가장 우선 시도되어야 한다. 하지만 심장정지 환자의 탈수, 비만 등의 다양한 요소가 심폐소생술 중 정맥로 확보를 어렵게 하여 실패할 수도 있다. 특히, 소아 환자들의 경우 말초 정맥이 매우 작고 혈관이 허탈 상태에 빠져 있어서 더욱 어렵다. 정맥 주사가 불가능한 상황이면 차선책으로 시행할 수 있는 것이 골주사 바늘을 이용한 골내 주사법이다. 골내 주사법은 어른과 아이에 상관없이 정맥로 확보가 어려운 경우에 빠르게 약물투여나 수액투여를 가능하게 함으로써 생명을 구할 수 있는 좋은 방법이다.

골내 투여

장비에 따라 골내 주사의 방법은 다양하다. 현재까지는 국내에서 사용할 수 있는 것이 드릴형이며 이는 일반적인 벽에 못을 박는 드릴과 매우 유사하여 사용에 큰 어려움은 없다.

1. 심장정지 성인에게 선호되는 위치는 상완골 경부가 가장 적당한 위치이다. 환자의 팔꿈치를 90도로 굴곡하고 어깨는 내전과 내회전시킨다. 이렇게 하면 윗팔뼈 외연 몸쪽 부위에 큰 결절이 위치하게 된다. 이 결절 부위에 바늘을 삽입한다.
2. 탐침(stylet)이 결합되어 있는 상태의 바늘을 꺼내서 드릴에 장착한다.
3. 바늘은 수직으로 피부를 뚫고 뼈에 닿을 때까지 돌리지 말고 밀어서 닿도록 하며, 부드럽게 뒤틀

i 골내 주사 시 고려사항

1. 모든 약제는 투여된 후 생리식염수 10-20 mL를 일시 투여하여, 중심순환에 쉽게 도달하도록 돕는다.
2. 삽입된 골간내 바늘은 24시간 이내에 제거해 준다.
3. 합병증으로 골절, 구획증후군(compartment syndrome), 혈관밖 유출, 골수염 등이 나타날 수 있으나, 골간내 투여 후 1% 미만의 합병증이 보고되었으며, 철저한 주의로 합병증을 예방할 수 있다. 절대적인 금기사항으로는 골절이나 압궤손상(crush injury) 주변, 불완전 골생성증(osteogenesis imperfect)과 같은 질환, 같은 부위에 이미 골간내 투여가 시도된 적이 있는 경우, 주입부위의 피부감염이나 화상이 있는 경우 등이다.

i 경골 위치의 골내주사

원래 잘 알려진 경골조면(tuberosity of tibia) 삽입은 경골조면 아래로 손가락 1-2개 정도(2-3 cm) 간격이 떨어진 지점의 내측면을 이용한다. 경골조면의 삽입은 심장정지가 아닌 쇼크 상태 시, 정맥로 확보가 어려울 경우 사용한다.

면서 삽입한다. 이때, 억지로 밀어 넣으려 하면 안 된다. 특히, 시술 도중에는 바늘 삽입부의 반대편에 손바닥이 놓이면 안 된다. 드릴을 작동하여 바늘이 겉질뼈(cortical bone)를 통과하면 저항이 확연하게 감소되며 이때 즉시 드릴의 방아쇠를 놓아서 정지시킨다.

4. 탐침을 제거 후 주사기를 연결해서, 잘 들어갔는지 골수 내용물을 뽑아서 확인한다. 이 때 뽑힌 내용물로 혈액검사를 진행할 수도 있다.
5. 주사기를 통해 10 mL의 생리식염수를 테스트로 밀어 넣어 보고 쉽게 투여가 되면 골수로 적절히 삽입된 것으로 판단하여 약제를 투여한다.
6. 수액투여를 위한 적절한 압력 유지를 위해 압력백(pressure bag)을 사용하여 약 200 mmHg의 압력으로 유지하도록 한다.

골내 주사의 합병증
1. 감염
2. 가피와 근육괴사
3. 구획증후군
4. 성장판 손상
5. 지방색전증

〈 상완골 경부에 골내 주사 시 접근 위치 〉

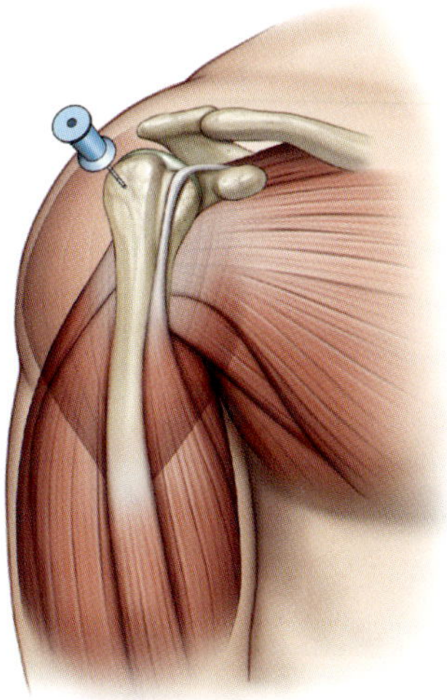

〈골내 주사의 다양한 접근 위치〉

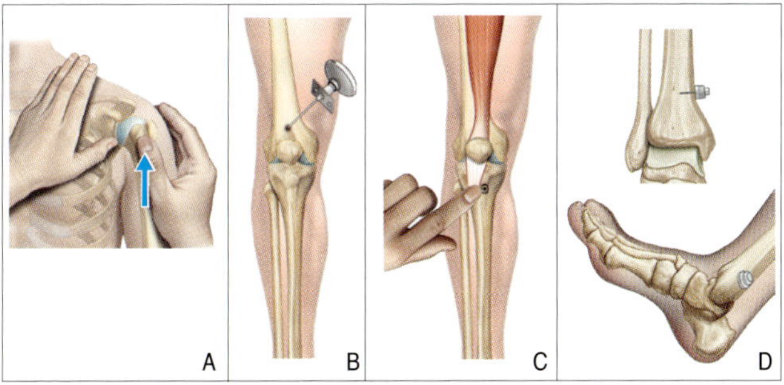

● **A.** 상완골 경부 **B.** 넓다리뼈 말단 **C.** 몸쪽 정강뼈 **D.** 정강뼈 말단

EZ-IO를 이용한 방법

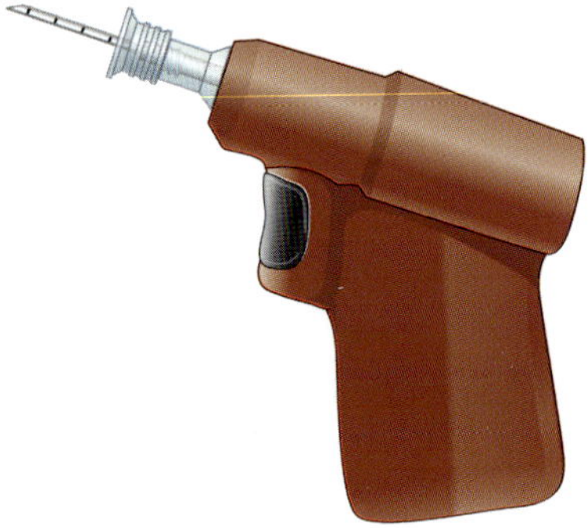

● EZ-IO®

1. EZ-IO®의 경우 39 kg 이하에서는 15 mm 바늘(pink)을, 40 kg 이상에서는 25 mm 바늘(blue)을 사용하며, 부종이 심한 경우에는 45 mm 바늘(yellow)을 사용한다. 따라서 미리 정해진 깊이만큼 들어갈 수 있다.
2. 사용할 바늘을 선택하여 기기의 몸체에 바늘을 끼운다.
3. 바늘의 안전 뚜껑을 제거하고 목표 위치에서 뼈의 종축에 90도 각도로 약간 발쪽 방향을 향하게 바늘 끝을 위치한다.
4. 피부를 뚫을 때는 드릴을 가볍게 들고 방아쇠를 눌러 뼈까지 도달한다.
5. 피부를 뚫고 뼈에 도달했을 때 바늘의 길이가 5 mm 이상 남아 있어야 바늘이 충분히 골내에 위치할 수 있다.
6. 삽입 중 저항이 갑자기 사라지게 되면 골내로 진입됨을 인지하고 위치를 확인하며 Stylet Hub를

제거하여 Catheter Hub만 남긴다.

7. EZ-Connect를 Catheter Hub와 연결하여 주사기로 골수의 흡인을 확인하거나, 주사기를 통해 10 mL의 생리식염수를 주입하여 쉽게 주입됨을 확인한 후 주사침을 고정한다.

기관내 투여(Intratracheal route)

기관내 투여가능 약물

1. 에피네피린
2. 바소프레신
3. 리도카인
4. 아트로핀
5. 날록손

기관내 투여 주의사항

증류수로 희석은 생리식염수보다 흡수가 빠르나 동맥혈 산소압을 저하시키기도 한다.

정맥로 확보와 골내 투여로를 확보할 수 없을 때 일부 약물에 한하여 기관내삽관이 되어 있는 환자에게 기관내로 약물 투여를 고려해 볼 수 있다. 기관내 투여는 다른 방법에 비해 권장되지 않는 약물의 투여 경로인데 약물의 농도를 예측할 수 없고 낮은 자발순환회복 및 생존률을 보이기 때문이다. 기관내로 투여되는 약물은 정맥로를 통해 투여되는 양보다 2-2.5배 정도의 용량을 투여하며 에피네프린의 정확한 용량은 투여용량과 흡수 용량이 비례하지 않기 때문에 정확한 기준은 정해져 있지 않다. 투여 시 10 mL 이상의 생리식염수나 증류수를 사용하여 희석하여 직접 기관에 분사한다. 기관내로 투여한 약물이 연무화(aerosolized)되어 폐포 내로 신속히 흡수될 수 있도록 일시적 가슴압박 중단과 과호흡을 시킨다.

그러나 기관내 약물 투여는 동물 연구에서 일시적으로 베타 아드레날린성 효과에 의한 혈관 확장을 유발하여 저혈압, 관상동맥 관류압과 심근 혈류량을 낮춘다는 보고가 있다. 또한 약물의 흡수량이 비교적 적으며 약물의 효과를 예측하기 어렵다. 그러므로 가능하면 정맥내 투여와 골내 투여를 고려한다.

● 기관내 약물 투여방법

1. 기관내삽관의 여부 및 위치를 재확인 한다.
2. 정맥투여의 2-2.5배의 투여 약물과 생리식염수 10 mL를 희석한 주사기를 준비 한다.
3. 백마스크를 기관내 튜브에서 제거한 후 가슴압박을 일시 중단하고 빠른 속도로 희석된 약물을 기관으로 분사한다.
4. 즉시 백마스크를 기관튜브에 연결한 후 빠른 속도로 과환기를 5회 실시한다.

6-6
CHAPTER

체외순환 심폐소생술 (Extracorporeal CPR, ECPR)

고려대학교 의과대학 응급의학과 김정윤

> ECPR
> - 관상동맥 관류 증가
> - 자발순환회복률 증가
> - 체내 순환 보조
> - 치료적 중재술 가능

개요

체외순환 심폐소생술(extracorporeal CPR, ECPR)이란 심장정지 환자에게 체외순환장치를 사용하여 혈액순환을 유지하는 방법이다. 체외순환장치는 정맥과 동맥에 도관을 삽입하고 도관을 이용하여 체외로 혈액을 순환시켜 체외막형 산화장치(extra-corporeal membrane oxygenation, ECMO)를 이용하여 산소를 공급하는 장치이다. 체외순환장치가 연결되면 가슴압박과 인공호흡을 시행하지 않아도 산소화된 혈액이 순환되어 조직에 공급되고 관류를 원활하게 한다. ECPR의 목적은 가역적 심장정지 원인을 치료하는 동안 안정적인 혈액순환과 산소공급을 통해 환자의 생명을 유지하는 것이다. 심장정지 환자에게 체외순환장치를 연결하기 위해서는 고도로 훈련된 전담 인력과 특수 장비가 필요하다. ECPR을 이

ECPR 주의할 점

심폐소생술 시행 20분 후 호기말이산탄소분압이 10 mmHg 이하로 측정되는 경우 나쁜 신경학적 예후와 낮은 생존율을 예측할 수 있는데 이 경우에는 체외순환 심폐소생술을 적용해도 자발순환회복을 기대하기 어렵다. 목격되지 않은 심장정지 환자, 대동맥 박리, 심장정지후 30분 이상 지난 상황, 말기 환자, 말초혈관질환 환자, 최근 뇌졸중 등도 신중히 판단하여야 한다.

보험 인정 기준

목격된 심장정지(witnessed arrest)이거나 심장정지 시점이 비교적 정확히 유추 가능한 경우로 심폐소생술이 시행되어 회생가능성이 있는 경우 또는 가역적 심장정지(accidental hypothermia, drug intoxication)

용하여 심장정지 원인을 치료하고 환자를 회복시키려면 체외순환장치를 시술하는 팀과 중환자 치료를 담당하는 팀의 협력이 필요하다. ECPR과 표준 심폐소생술의 치료 효과를 비교한 무작위 대조군 연구는 아직 없다. 많은 연구가 ECPR이 생존율과 양호한 신경학적 예후의 향상과 관계가 있음을 보고하였지만, 연구마다 연구 대상자의 포함 기준과 ECPR 적용 여부가 다양하고 근거 수준은 매우 낮다.

적응증

성인 심장정지에서 체외순환 심폐소생술을 할 수 있는 환경(인력 및 장비)을 갖춘 상황인 경우, 통상적인 심폐소생술에도 불구하고 자발순환회복이 되지 않은 환자 중에서 ECPR에 적합하다고 선택된 환자에게 ECPR을 고려해 볼 수 있다.

ECPR은 고식적인 심폐소생술로 자발순환이 회복되지 않았으나 자발순환이 회복된다면 신경학적 회복을 기대할 수 있는 가역적 원인에 의한 심장정지 환자에게 적용해볼 수 있다. 따라서 일정 시간 동안의 심폐소생술에도 불구하고 자발순환이 회복되지 않거나 반복적인 심장정지가 발생하는 환자 중 비가역적 신경학적 손상이 발생하지 않았을 것으로 기대하는 환자에게 체외순환 심폐소생술을 적용해야 한다. 하지만, 신경학적 회복과 가역적 심장정지의 여부를 판단하기는 쉽지 않으며, 이를 판단하기 위한 일률적 기준을 제시하기도 어렵다. ECPR의 효과를 검증하기 위한 기존 연구들은 다양한 기준으로 연구

ECPR에 사용되는 체외막형산화장치는 심장과 폐를 모두 보조해주는 VA(Veno-arterial support) type이다.

VA type ECMO의 임상적응증

- 중재시술 중 발생한 쇼크
- 급성심근경색 시 쇼크
- 전격성 심근염
- 불응성 심실 부정맥
- 심장정지
- 심장이식의 가교치료
- 심장 수술 후 펌프제거 실패

VV type ECMO의 임상적응증

- 가역적 원인의 폐부전
- 급성 호흡곤란 증후군
- 폐이식 실패
- 외상

대상 환자를 제안하였는데, 많은 연구에서 공통적으로 제시하는 적응증은 다음과 같다. 75세 미만, 초기 심전도 리듬이 심장충격필요 리듬인 경우, 교정 가능한 원인 혹은 심인성 원인에 의한 심장정지, 목격된 심장정지, 심장정지로부터 심폐소생술 시작까지의 시간(no flow time)이 5분 이내인 경우, 10분 이상의 전문소생술에 반응이 없는 경우, 심장정지 시간이 총 60분 이내인 경우이다.

체외막형 산화장치

이 장치는 혈액을 몸 밖으로 빼내어 산소화를 시켜 다시 체내로 넣어주는 장치로서 크게 주로 정맥혈을 빼내어 산소화시킨 후 동맥을 통해 다시 넣어주는 동정맥형태[VA(Veno-artrial) support type]와 다시 정맥시스템으로 넣어주게 되는 정정맥형태[VV(Veno-venous) support type]로 나뉘어진다. ECPR 에 사용되는 형태는 VA type으로 정맥에서 혈액을 몸 밖으로 빼서 동맥으로 넣어주어 혈액이 정상적으로 거치는 경로(우심방-우심실-폐동맥-폐-폐정맥-좌심방-좌심실-대동맥)를 모두 우회하여 혈액을 동맥 안으로 넣어주게 됨으로써 심장정지 시 심장을 대신하여 혈액을 펌프를 통해 전신으로 순환시켜 주므로 심장기능 이상에 의해 발생한 전신 혈액 순환의 문제를 해결하게 된다. VA support는 충분한 혈류량이 유지될 경우 기존의 일반적인 심폐소생술에 반응하지 않는 심장정지에 충분한 심장보조가 가능하다. 이 경우 ECMO는 충분한 혈류량을 제공함으로써 가역적 원인을 가진 심장정지 환자에서 구조 요법으로 사용될 수 있다. 또한 자발적 순환회복 후에도 심장과 폐기능이 회복될 때까지 조직에 필요한 관류를 제공하며 자발순환회복 후 흔히 발생하는 심인성 쇼크 발생 시에도 환자의 혈역학적 불안정성을 보조하여 다발성 장기부전으로 인한 사망률을 줄일 수 있다.

ECPR 시 유의점

- 엄격한 적응증을 적용하여야 한다.
- 도관 삽입 등의 시술 시 자동 가슴압박기를 사용하는 것이 도움이 될 수 있다.
- 가능한 빨리 목표체온 유지치료를 시행하는 것이 좋다.
- 과산소증을 피해야 한다.
- 심인성이 의심되면 가능한 빨리 경피적 관상동맥 중재술을 시행해야 한다.

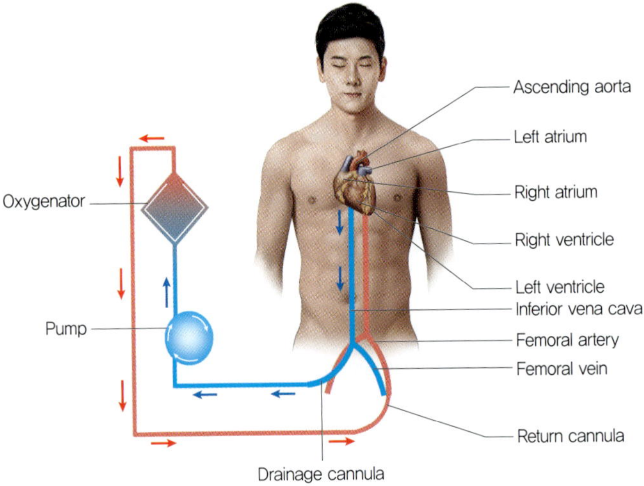

● 체외막형 산화장치(동정맥 형태)

ECPR이 도움이 되는 가역적인 심장정지 원인들:
심근경색증, 폐색전증, 중증의 저체온증, 약물중독, 심근염, 불응성 심실 빈맥, 심근병증, 심부전, 천식이나 만성폐쇄성 폐질환, 아나필락시스

ECPR 적용 시 원외 심장정지인 경우 원내 심장정지보다 예후가 좋지 않다

병원내 및 병원밖 심장정지에서 체외순환 심폐소생술(ECPR)

많은 관찰연구들에서 다양한 적응증을 제시하였지만 대부분 75세 미만이면서 10분 이상 기존의 심폐소생술을 시행 후 자발순환 회복되지 않은 경우 임상의의 결정으로 ECPR이 적용되었다. 가역적인 원인이 있는 심장정지이며 평소 환자의 건강상태가 양호하며 목격자가 있는 심장정지, ECPR 전 고품질의 심폐소생술이 제공되었고 심장정지후 1시간 이내에 ECPR이 시작된다면 높은 생존율을 보였다. 따라서 교정 가능한 가역적인 원인에 의한 심장정지이면서 기존의 고식적인 심폐소생술이 실패한 경우 충분히 가용한 자원과 인력, 숙련된 의료진이 있다면 소아와 영아, 성인 모두에서 ECPR은 치료의 한 방법으로 고려할 수 있다. 특히 심인성이면서 병원내 심장정지인 경우 소아, 성인 유아 모두에서 ECPR이 고려될 수 있다. 최근 병원내 심장정지를 대상으로 한 연구에서 ECPR을 시행하였을 때 퇴원 시, 1개월째 혹은 장기적으로 양호한 신경학적 예후를 보인다고 보고하였다.

병원밖 심장정지인 경우 병원내 심장정지와 달리 일반적으로 심장정지로부터 심폐소생술까지 시간이 길며, 심폐소생술 시행자의 능력에 따라 심폐소생술의 품질이 다양할 수 있으며 현장에서 병원으로의 이송단계에서의 시간지연에 의해 심장정지로부터 ECPR까지의 시간이 길다. 특히 ECPR 사용 전까지 심폐소생술의 시간은 심장정지 환자의 불량한 신경학적 예후와 매우 관련되는데 그 이유는 심장정지로 인한 뇌허혈의 시간이 길수록 뇌 손상이 가중되어

> ECPR 시 흔한 사망원인은 다발성 장기 부전, 뇌손상, 출혈성 쇼크 등이다.

환자의 좋은 예후를 기대하기 어렵기 때문이다. 병원 밖 심장정지의 경우에는 각 관찰 연구마다 상이한 결과를 보여 최근 몇몇의 연구에서 ECPR을 시행하였을 때 퇴원 시, 1개월째 혹은 장기적으로 양호한 신경학적 예후를 보인다고 보고하였으나 대규모의 전향적 무작위 연구가 이루어지기 전까지는 임상의의 결정이 가장 중요할 수 있다.

체외막산소공급(ECMO) 합병증

> 자발순환 회복 후 체외막형 산화장치를 지속적으로 적용 시 반드시 우측 상지에서 동맥혈검사를 시행해야 한다.

> 캐뉼라는 경우에 따라 외과적 컷다운(cut down)에 의해 삽입하거나 경피적으로(percutaneous) 삽입하게 된다. 또한 제거할 때도 컷다운의 경우에는 반드시 수술적 봉합이 필요하다.

ECMO를 이용한 심폐소생술의 흔한 합병증은 하지의 허혈성 괴사, 혈관손상, 출혈, 감염, 혈전 형성 및 색전증 등이다. 이와 같은 합병증들은 경험이 증가하고 팀이 잘 조직되어 있을수록 발생가능성이 낮다. 또한 장비의 기술적 발달에 따라 그 빈도는 점차 줄어들고 있다. 예를 들면 헤파린 결합 회로(heparin coated circuit)와 같은 기술 개발로 혈전의 위험이 감소하였고 용혈이 적은 혈액 펌프 개발 또한 환자의 합병증을 줄이는 데 큰 역할을 했다. 또한 체외막형 산화장치의 도관을 대퇴 동맥에 삽관 시 다리 하부에 허혈성 괴사가 발생할 수 있는데, 이 경우에 ECMO가 삽입된 대퇴동맥 하방에 가교(bridge) 형태의 산소화된 동맥혈 캐뉼라를 삽입하여 관류를 보조하면 예방이 가능하다.

ECPR을 통해 자발순환회복이 된 경우 심실부전이 심하지 않아 심박출량이 유지되나 심한 호흡부전이 있는 경우 심장에서 박출되는 산소농도가 낮은 혈액이 대퇴동맥을 통해 거꾸로 올라오는 높은 산소 농도의 ECMO 혈류와 중간 부분에 만나게 되어 산소농도가 낮은 혈액이 뇌와 상지로 공급되어 저산소성 손상이 발생할 수 있다(Harlequin syndrome). 따라서 ECMO를 유지하는 환자는 반드시 오른쪽 상지에서 동맥혈 검사를 실시하여 모니터 하는 것이 중요하다. 이런 경우 높은 산소 농도의 리턴 캐뉼라를 경정맥 쪽에 하나 더 삽입하는 정맥-동맥-정맥 보조형식의 변형된 ECMO를 사용하여 문제를 해결할 수 있다.

또한 좌심실 팽창이 흔하게 발생할 수 있는데 이는 심장정지에 의해 좌심실기능이 심하게 저하된 경우 좌심실 내에 혈액이 정체되어 급성 폐부종이 생기고 좌심실이 팽창됨에 따라 좌심실의 허혈증상이 더욱 심해지는 경우이다. 이런 경우 ECMO 혈류량을 올리고 강심제를 증량하여 좌심실 수축력을 증가시켜 보지만 대부분 폐부종이 발생한 이후에는 이런 내과적 치료는 소용이 없는 경우가 대부분이다. 이런 경우는 수술적 방법으로 좌심실 첨부에 벤트 캐뉼라를 하나 더 삽입하거나 대퇴 정맥을 통해 심방 간격막을 천공하고 그 구멍을 통해 긴 벤트 캐뉼라를 하나 더 넣는 방법으로 해결이 가능하다.

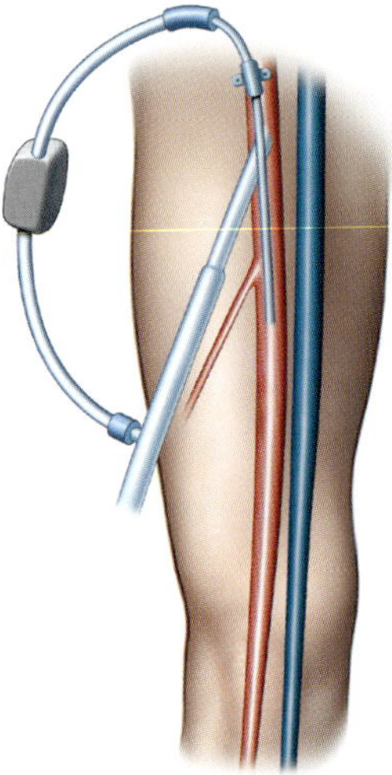

다리 하부에 허혈성 괴사의 예방을 위한 가교(bridge)

고려사항

ECPR을 시행하려면 즉시 반응할 수 있는 숙련된 의료진과 장비, 시설이 준비되어야 한다. 심폐소생술 시간이 길어질수록 환자 회복을 기대하기 어려우므로 ECPR을 결정하고 환자에게 체외순환장치를 연결하기까지의 시간이 짧아야 한다. ECPR을 심장정지의 치료에 이용하려는 의료인이나 기관은 적절한 프로토콜과 훈련, 모니터를 시행하여 회복 가능성이 큰 심장정지 환자에게 ECPR이 조기에 사용될 수 있도록 준비해야 한다.

경피 관상동맥중재술 중 심장정지가 발생하였을 때, 최근 여러 체계적 문헌고찰에서 ECPR의 유용성에 대해 보고하였으나, 명확한 권고 사항을 도출하지는 못하였다. 따라서, 경피 관상동맥중재술 중 발생한 심장정지 환자에 대한 ECPR이나 기타 보조장치의 사용은 환자의 상태와 전문 시술팀의 숙련도를 고려하여 결정한다.

ECPR을 시행하고 있는 환자의 치료 중 신경학적 예후가 불량할 경우 환자의 치료 종료시점에 대한 윤리적 문제 또한 존재한다.

6-7 CHAPTER

코로나바이러스감염증-19 환자 혹은 감염의심 환자의 전문소생술

연세대학교 원주의과대학 응급의학과 차경철

코로나바이러스감염증-19 (corona virus disease-19; 코로나-19)

코로나-19는 비말과 접촉으로 전파되는 것으로 알려져 있으며, 1-14일(평균 4-7일)의 잠복기가 있어 사람 간 전파 가능성이 높다. 또한 가슴압박이나 제세동이 에어로졸(aerosol)을 발생시켜 구조자를 감염시킬 수 있다는 간접적인 근거가 있으므로, 코로나-19 감염 혹은 감염 의심환자에게 전문소생술을 시작하기 전에 구조자는 반드시 개인 보호구(personal protective equipment: PPE)를 착용해야 한다. 개인 보호구는 최소 D등급의 전신 보호복이나 방수성 긴 팔 가운, 글러브 및 보호 안경(혹은 안면 가리개)과 함께 최소 N 95(가능하면 cup-type보다는 fold-type)나 FFP 3 이상의 마스크 혹은 전동식 호흡 보호구(powered air-purifying respirator; PAPR)를 착용한다.

코로나바이러스 감염증-19 유행 시 전문소생술 순서(그림참고)

전문소생술팀은 가능한 최소 인력으로 구성하며, 예후가 좋지 않을 것으로 판단되는 환자의 경우 소생술 시행 여부를 재고할 필요가 있다. 심폐소생술 시 기계 심폐소생술 장치를 사용하고 제세동 패드를 사용하며, 전문기도기 삽관이 필요한 경우 가슴압박을 중단하고 기관내삽관을 우선 시행하여 환자와의 접촉 및 감염의 위험성을 최소화해야 한다. 기관내삽관 시 비디오 후두경을 사용하여 구조자가 환자의 입 가까이 다가가지 않도록 하며, 인공호흡 시 헤파필터(HEPA filter)를 백마스크에 연결하여 인공호흡을 한다.

소생술 후 감염관리

소생술에 참여한 구조자는 감염관리 지침에 따라 개인 보호구를 폐기하고, 가능한 빨리 비누와 물로 손을 깨끗이 씻거나 알코올 기반의 손 소독제로 손을 소독하여야 하며 옷을 갈아입어야 한다. 소생술 중 사용한 도구와 장비들도 제조사 및 기관의 지침에 따라 세척 혹은 폐기한다. 또한, 지역보건당국에 연락하여 코로나-19 검사와 자가격리 여부 등을 확인해야 한다.

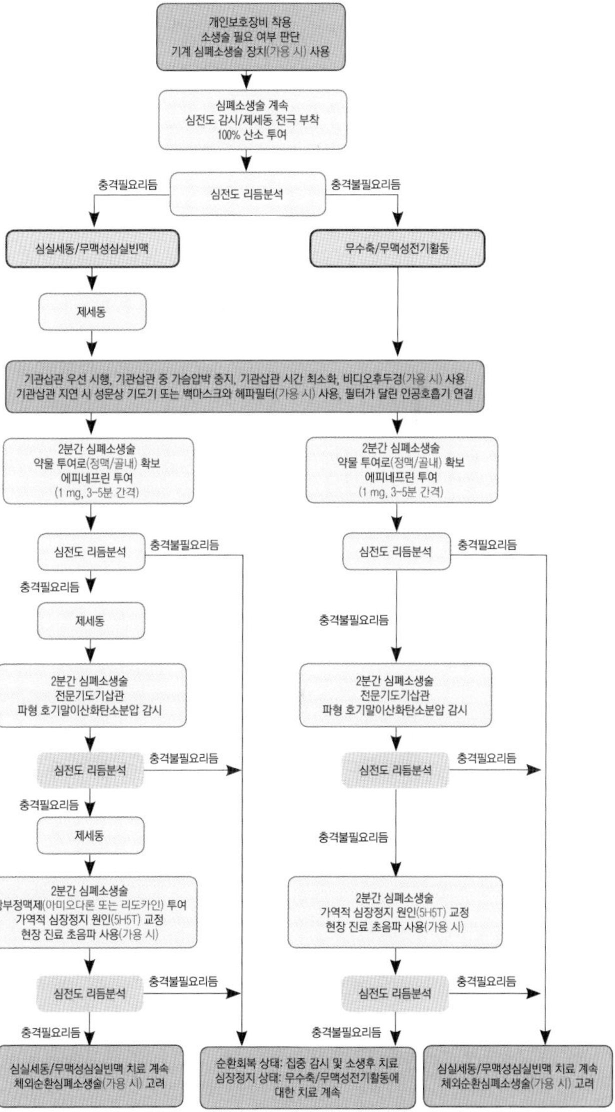

● 코로나-19 유행 시 전문소생술 순서

7
CHAPTER

심장정지후 통합치료

고려대학교 의과대학 응급의학과 장동현

> **심장정지후 통합치료 강조**
> 병원밖 및 병원내 심장정지 생존사슬에서 공통된 마지막 단계로, 심장정지 환자의 예후 개선을 위하여 그 중요성이 지속적으로 강조되고 있다.

심장정지후 증후군

원인에 관계없이 소생술 후 자발순환이 회복된 심장정지 환자에서는 심장정지 동안 및 자발순환 회복 직후부터 진행되는 전신 허혈 및 재관류에 따른 복잡한 병태생리적 변화가 진행되면서 여러 장기손상이 초래될 수 있는데, 이를 심장정지후 증후군(post-cardiac arrest syndrome)이라 한다. 심장정지후 증후군은 크게 심장정지후 뇌 손상, 심장정지후 심근기능부전, 전신 허혈/재관류 반응, 그리고 촉발 원인 질환으로 구성된다. 심장정지후 뇌 손상은 혼수, 발작, 다양한 수준의 신경인지 장애 그리고 뇌사 등의 형태로 나타날 수 있는데, 뇌 미세순환장애, 뇌 자동조절능 손상, 저혈압, 저탄산혈증, 저산소혈증, 고열, 저혈당, 고혈당 그리고 발작 등에 의하여 악화될 수 있다. 심장정지후 심근기능부전은 심장정지후 흔히 발생하지만, 대개는 2-3일 내에 회복된다. 전신 허혈/재관류 반응은 면역과 응고기전에 영향을 미쳐 다발성 장기부전을 초래하고, 감염의 위험을 증가시킬 수 있다. 또한 심장정지후 증후군은 혈관 내 용적 감소, 혈관확장, 혈관내피 손상, 그리고 전신 미세순환 장애 등 패혈증과 유사한 임상양상을 보인다.

심장정지후 통합치료의 목표

소생 후 통합치료의 주요 목표

1. 자발순환회복 후 심폐기능과 주요 장기 관류의 최적화
2. 심장정지후 통합 치료가 가능한 적절한 병원이나 중환자실로 환자 이송
3. 심장정지 유발 원인의 확인과 치료, 재발 방지
4. 신경학적 회복을 위한 체온 조절
5. 급성 관상동맥증후군의 확인과 중재
6. 폐 손상을 최소화하기 위한 적정 기계 환기
7. 다발성 장기 부전의 예측, 치료 및 예방
8. 신경학적 예후에 대한 객관적 평가
9. 심장정지 생존자에 대한 구조화된 선별 평가와 장기 재활 치료

심장정지후 통합치료의 주요 목표는 심장정지후 증후군에 대한 초기 안정화 및 추가적인 뇌손상의 방지, 그리고 신경학적 손상에 대한 판정과 그에 따른 적절한 재활치료의 제공이다.

자발순환이 회복된 심장정지 환자는 집중치료 시설에 입원하여 집중 감시, 심장정지 원인 규명을 위한 검사, 심장정지후 증후군에 대한 치료를 포함한 소생 후 치료를 받아야 한다. 더불어 급성기를 지나 안정된 생존자에게는 일상생활로 복귀를 위한 재활치료가 필요하다. 소생 후 치료에는 폐 환기 유지, 혈역학적 감시, 중환자 집중 치료와 더불어 목표체온유지치료, 급성관상동맥증후군에 대한 응급 관상동맥조영술 및 경피 관상동맥중재술, 심장정지 원인 치료, 신경학적 예후를 평가하기 위한 검사가 포함된다.

환자에게 위와 같은 소생 후 통합치료를 적절하게 제공하기 위하여 체계화된 프로토콜을 사용한 다학제간 협력이 필요하다. 효율적인 소생 후 치료를 제공하여 심장정지 환자의 사망률을 줄이려면 집중치료를 위한 중환자실이 있어야 하며, 목표체온 유지치

료를 위한 시설, 24시간 관상동맥조영술 및 경피 관상 동맥중재술이 가능한 시설, 인력 및 장비가 필요하다. 그리고 이후 안정된 환자에서 인지 장애를 포함한 신경학적 손상에 대하여 체계적인 평가 결과를 바탕으로 세워진 계획에 따라 재활 치료가 가능하여야 한다.

심장정지후 통합치료의 주요 단계

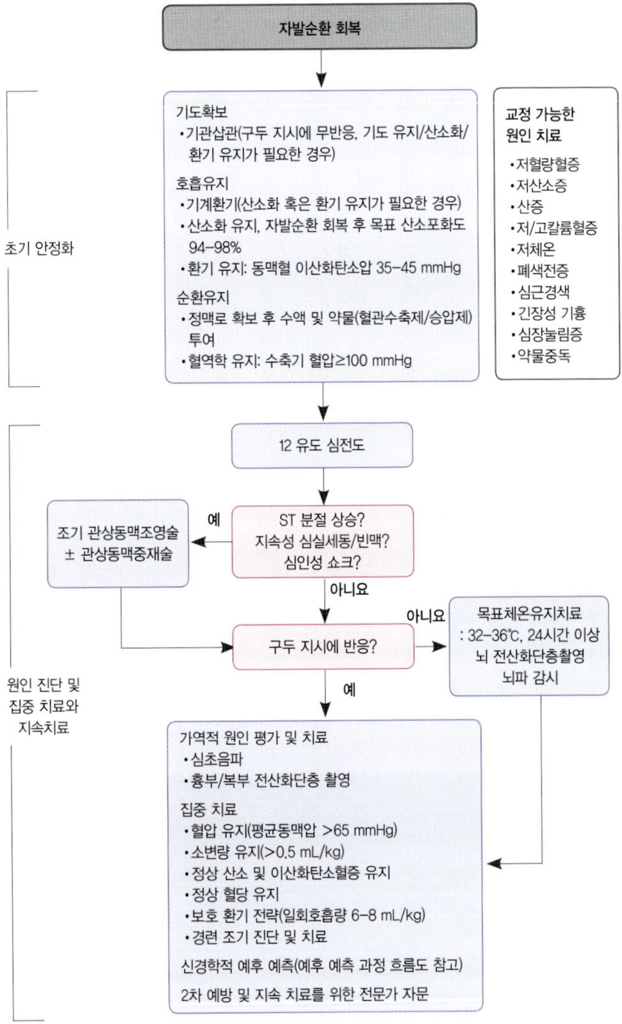

2020년 소생후 치료 과정 알고리즘에 초기 안정화 단계에서 고려해야 할 치료 전략과 목표가 제시되었고, 이어 심장정지 원인에 대한 진단과 가역적 원인에 대한 치료, 추가적인 뇌 손상을 줄이기 위한 집중치료 전략이 포함되었다. 또한, 일정 시간 경과 후에도 의식이 회복되지 않는 환자를 대상으로 한 신경학적 예후 예측과 심장정지 생존자에 대한 2차 예방 및 재활 등의 지속 치료에 대한 계획이 새롭게 포함되었다.

1. 기도 확보 및 호흡 유지

자발순환회복 후 의식이 없는 경우, 심폐소생술 동안 기관내삽관이 시행되지 않았다면 신속하게 기관내삽관을 하고 호기말이산화탄소분압을 지속적으로 감시하면서 기계환기를 시행한다. 저산소혈증은 조직의 저산소성 손상을 초래할 가능성이 있으므로 산소포화도 혹은 동맥혈 산소분압을 정확하게 측정할 수 있을 때까지는 가능한 최대 농도의 산소를 공급한다. 심장정지 후 자발순환을 회복한 성인의 고산소혈증을 피하기 위해 동맥혈 산소포화도를 확인할 수 있는 상황이 되는대로 동맥혈 산소포화도를 94-98% 유지할 수 있도록 흡입산소농도를 조절할 것을 제안한다(2020 한국형 심폐소생술 가이드라인). 혈중 이산화탄소 농도는 동맥혈 이산화탄소 분압 기준 정상 범위인 35-45 mmHg로 환기를 조절하도록 한다.

> **혈중 이산화탄소 농도**
> 혈중 이산환탄소 농도는 뇌혈관의 수축과 연관성을 가지며, 일반적으로 고이산화탄소혈증은 뇌 혈류와 뇌압을 증가시키고, 저이산화탄소혈증은 뇌 혈류와 뇌압을 감소시킨다. 특히 과환기에 의한 빠른 이산화탄소 분압의 감소는 심박출량 감소, 뇌혈관 수축에 의한 뇌혈류량 감소를 유발할 수 있다.

2. 순환 유지

자발순환 회복 직후 심근장애로 인해 혈역학적으로 불안정한 상태가 흔히 동반되므로 자발순환 회복

혈압 유지 시 고려사항
자발순환 회복 직후에는 심폐소생술 중에 사용된 약물의 효과로 혈압이 높게 유지될 수 있으나, 약물의 반감기 이후에는 혈압이 급격히 감소할 수 있으므로 주의가 필요하다.

직후 심전도 감시와 함께 신속히 동맥 카테터를 삽입하여 동맥압을 지속적으로 감시한다. 만약 동맥 카테터를 삽입할 수 없는 경우에는 혈역학적으로 안정될 때까지 비침습적 방법으로 혈압을 자주 측정해야 한다. 저혈압은 뇌를 포함한 장기로의 관류를 저하시켜 조직으로의 산소전달을 저해함으로써 손상을 유발할 수 있으므로 수액 공급이나 승압제의 투여를 통하여 적절한 혈압을 유지하여야 한다. 적절한 혈압의 기준은 개별 환자의 상태와 기저질환에 맞추어 결정하도록 하여야 하지만, 저혈압(수축기 혈압 90 mmHg 이하 또는 평균 동맥압 65 mmHg 이하)은 신속하게 교정하고 가능한 수축기 혈압은 100 mmHg 이상으로 유지하도록 한다.

3. 심장정지 원인 조사 및 치료

전문소생술 동안과 마찬가지로 자발순환 회복 후에도 소생술팀은 심장정지의 원인들 중 가역적인 원인들(저혈량혈증, 저산소증, 대사성산증, 저/고칼륨혈증, 저체온, 폐혈전색전증, 심근경색, 긴장성 기흉, 심장눌림증, 약물중독 등)을 조사하고 치료하기 위해 노력해야 한다.

조기 관상 동맥조영술 적응증
1. 필수적
- 초기 심전도상 ST 분절 상승
2. 적극적 고려
- 심인성 쇼크 상태
- 지속적인 심실빈맥 혹은 심실세동
- 허혈성 흉통의 지속

1) 급성 관상동맥중후군의 중재

급성 관상동맥증후군은 심인성 심장정지의 가장 흔한 원인이므로 자발순환회복 즉시 12유도 심전도 검사와 심장 표지자 검사를 통한 급성 관상동맥증후군의 가능성 평가가 필요하다. 자발순환회복 후 심전도에서 ST 분절 상승이 있는 모든 환자에게는 의식 상태와 상관없이 응급 관상동맥조영술을 시행해야 한다. 자발순환 회복 후 심전도에서 ST 분절 상승이 관찰되지 않더라도 심인성 쇼크, 지속성 심실 빈맥 혹은 심실세동, 허혈성 흉통이 지속되는 경우와 같이 응급 관상동맥조영술의 적응증이 있을 경우 조기에 관상동맥조영술을 시행하는 것이 환자의 예후에 도움이 될 수 있다. 다만, 위와 같은 적응증에 해당하지 않는 경우에는 즉시 관상동맥조영술을 하는 것보다는 신경학적으로 회복된 후 입원 중 필요시 관상동맥조영술의 시행을 고려하도록 한다.

i 폐색전증의 CT 소견

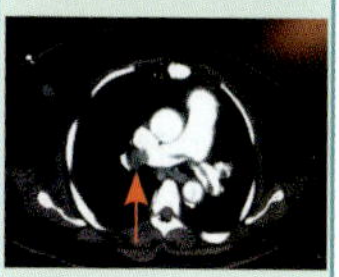

2) 폐색전증의 치료

폐색전증으로 인한 심장정지에서 혈전 제거를 통한 재관류가 환자의 예후에 도움이 된다는 확실한 근거는 아직 없으나, 심장정지로 인한 사망의 위험이 혈전용해술이나 기계적, 외과적 혈전제거술에 의한 출혈의 위험성보다 더 크다고 평가할 수 있다. 임상적 소견 및 CT, 초음파 등과 같은 검사 결과 폐색전증에 의한 심장정지의 가능성이 강하게 의심되는 경우 혈전용해제, 수술적 혈전 제거, 기계적 혈전 제거와 같은 치료를 고려하여 볼 수 있다.

4. 신경학적 회복을 위한 치료

1) 목표체온유지치료

① 이론적 배경 및 적응증

일시적인 뇌 허혈/재관류에 따른 신경세포손상은 뇌 허혈 직후부터 수일에 걸쳐 복잡한 연쇄반응으로 계속 진행되는데, 목표체온유지치료가 이러한 손상 과정의 여러 단계에 작용하여 뇌 손상의 정도를 줄여

> 중등도(28-32도) 이하의 저체온의 경우는 전해질 이상, 응고장애, 순환허탈, 심장의 전기적 불안정, 패혈증 등의 여러 부작용의 위험성이 높은 것으로 알려져 있다. 주요 임상실험들에서 경도 저체온 치료(mild therapeutic hypothermia)가 적용된 후 대부분 심각한 합병증 없이 예후 향상에 도움이 되는 것으로 알려져 현재는 32-36도의 저체온 요법이 권장되고 있다.

> **고체온의 예방 및 치료**
> 여러 연구에서 자발순환 회복 후의 발열은 환자의 불량한 신경학적 예후와 연관이 있다고 알려져 왔다. 이러한 근거로 구두지시에 의미 있는 반응을 보이지 않는 자발순환이 회복된 심장정지 환자에서는 가능한 목표체온유지치료를 시행할 것이 권고된다. 또한, 특별한 이유로 인하여 목표체온유지치료를 시행하지 않는 경우라 하더라도 지속적으로 열을 예방하거나 치료하는 것이 필요하다.

줄 수 있는 것으로 알려져 왔다. 이와 관련하여 이전의 몇몇 연구들에서 목표체온유지치료가 환자의 좋은 예후에 영향을 줄 수 있다고 보고함에 따라, 2020년 가이드라인에서는 자발순환이 회복된 심장정지 환자의 경우 초기 리듬에 상관없이 구두지시에 의미 있는 반응을 보이지 않는다면 중심체온을 32-36도로 목표 온도를 설정하여 일정하게 유지하는 목표체온유지치료를 시행할 것을 권고하고 있다.

하지만, 병원내 심장정지 환자에서 목표체온유지치료가 환자의 예후의 도움이 된다는 근거는 병원밖 심장정지 환자군에 비하여 아직은 미약한 수준이다. 더불어 목표체온유지치료에 있어 특정 온도를 설정하는 것이 심장정지 환자의 예휴에 더 좋은 영향을 미친다는 근거 또한 부족한 실정이다. 자발순환 회복 후 혼수 상태인 병원밖 심장정지 환자들을 대상으로 한 최근의 대규모 무작위 대조 연구에서는 경도(32-34도)의 목표체온유지치료를 한 그룹과 정상 체온 유지 및 발열의 적극적 처치를 한 그룹간 사망률이나 신경학적 예후의 차이는 없다고 보고하였다. 이러한 근거들에 비추어 볼 때 자발순환이 회복된 심장정지 환자 중 구두지시에 의미 있는 반응을 보이지 않는 환자에서 특정 목표체온의 설정보다는 체온을 일정하게 유지하도록 노력하는 것이 중요하리라 본다.

② 목표체온유지치료 방법

목표 체온을 유도하기 위해 다양한 체온조절 방법들이 사용되고 있지만 이상적인 단일 방법은 아직 없다. 목표체온유지치료를 시행하고자 하는 의료진은 여러 가지 요소(시작하는 장소, 의료진의 능력과 경험, 저체온 유도의 신속성, 유지 및 재가온 시의 안정성, 장비의 이동성, 특정 장비나 방법들의 부작용, 장비의 사용 편리성 및 비용 등)를 적절히 고려하여 개별 환자에게 최적의 체온 유도 방법을 선택해야 한다. 다만, 다량의 차가운 수액을 통하여 저체온을 유도하는 냉정질액 급속 정주법은 과거 그 편리성으로 인해 병원밖에서나 소생술 동안에도 시행되어 왔었으나 급성 폐부종이나 심장정지 재발의 가능성을 증가시킬 수 있으므로 병원 전 단계에서의 시행은 권고되지 않는다.

자발순환회복 후 적어도 72시간 이상, 또는 재가온 완료 후 72시간까지는 반응성 고열이 발생할 가능성이 높으므로 정상체온을 유지하도록 지속적으로 노력해야 한다.

목표체온유지치료를 시행할 때에는 환자의 중심체온을 식도, 방광 혹은 폐동맥에서 지속적으로 감시해야 한다. 폐동맥이 가장 유용하나 침습적이라는 제한이 있고, 겨드랑이 또는 구강 체온은 중심체온의 변화를 확인하기에 적절하지 않으며, 고막 온도 체온계는 장기간 사용하기 어렵고 종종 부정확하다. 직장 온도는 흔히 이용되고 있지만 빠른 저체온 유도 시에 중심체온과 온도 차이가 있을 수 있으므로 주의가 필요하다. 재가온 시에는 시간당 0.25-0.5도의 속도를 적용하도록 하고, 정상 체온(36.5-37.5도)에 도달한 후에도 지속적으로 혼수상태가 지속되는 환자는 자발순환회복 후 72시간까지는 열이 나지 않도록 예방하고 가능한 정상 체온을 유지하도록 하여야 한다.

2) 혈당 조절

저혈당 및 고혈당은 심장정지로부터 소생된 환자의 높은 사망률 및 나쁜 신경학적 예후와 연관이 있는 것으로 알려져 있으므로 자발순환을 회복한 환자의 혈당을 적절히 조절해야 한다. 다른 중환자들을 대상으로 한 혈당 조절에서와 같이 낮은 혈당 범위를 목표로 하는 엄격한 혈당 조절법은 저혈당의 발생을 높이는 것과 연관이 있으므로 저혈당을 예방하기 위해 자발순환이 회복된 환자의 혈당을 144-180 mg/dL의 목표 범위로 적용한다. 180 mg/dL 이상의 고혈당은 인슐린 점적주사로 치료하고, 저혈당(<80 mg/dL)이 발생하지 않도록 주의하는데 만약 저혈당이 발생하면 즉시 포도당액으로 교정한다. 특히 목표 체온을 경도 저체온으로 유도하거나 재가온 하는 동안에는 혈당 변화가 심하므로 자주 혈당검사를 시행하는 것이 바람직하다.

> 발작이 있는 경우 적극적 조절이 권장되지만, 현재 발작이 없는 환자에서 예방적 목적으로 항경련제를 투여하는 것은 권장되지 않는다.

> 뇌파를 적절하게 모니터할 수 없는 상태에서 신경근차단제를 지속적으로 투여할 경우 발작의 발생을 발견하지 못하게 될 수 있으므로 주의하여야 한다.

3) 발작 조절

심장정지후 혼수 환자의 약 20-30% 정도에서 발작, 비발작성 경련지속증(nonconvulsive status epilepticus), 그리고 기타 유사발작을 보이는 것으로 알려져 있다. 지속적이고 치료에 반응하지 않는 발작은 다른 질환에서는 이차적인 뇌 손상과 연관이 있는 것으로 알려져 있으므로 심장정지후 발작이 발생할 때도 적극적으로 치료하여 이차 뇌 손상이 발생치 않도록 한다. 심장정지후 혼수 환자에게는 진정 치료나 목표체온유지치료 시행 중에 근이완제 등을 사용하기 때문에 환자의 발작 여부를 임상적으로 확인하기 어려운 경우가 많으므로 가능하다면 지속 뇌파검사를 사용하여 감시하는 것을 고려한다. 지속 뇌파검사의 시행이 어려울 경우에도 비발작성 경련 발생률이 높음을 고려하여 발작이 발생하거나 의심될 때에는 가능한 적극적으로 뇌파검사를 시행하여야 한다.

발작을 조절하기 위해 일반적으로 사용하는 항경

련제를 신속 주사하는데, 포스페니토인, 발프로산 나트륨, 레베트리아세탐 등의 약제를 고려할 수 있겠다. 프로포폴, 혹은 미다졸람과 같은 진정제 역시 심장정지후 발작파를 억제하는 데에 효과가 있다. 다만, 심장정지후 근간대경련 지속상태(postanoxic myoclonic status epilepticus)는 항경련제에 잘 반응하지 않을 수 있다는 점을 알아두어야 한다. 또한 심장정지 후 소생 환자에게 예방적 목적으로 항경련제를 사용하는 것에 대해서는 이를 뒷받침할 연구가 부족하여 권장되지 않는다.

4) 진정요법

자발순환회복 직후에는 기계환기를 유지해야 할 경우가 많으므로, 일시적 또는 지속적으로 진정제/진통제를 주사하게 된다. 또한, 자발순환이 회복된 후 의식이 완전히 회복되지 않은 상태에서 인지 장애로 섬망이나 과다행동이 발생하면 손상이 발생할 가능성도 커진다. 따라서 진정제, 진통제 등을 효과적으로 선택하여 사용하면, 환자-기계환기 사이의 저항도 줄고 스트레스에 의한 내인성 카테콜아민 분비도 줄일 수 있으며 산소소모량도 감소시킬 수 있다. 또한, 목표체온유지치료를 하는 동안에는 진정요법을 하여 떨림을 예방하거나 감소시킴으로써 도달하는 시간을 줄일 수 있다. 이러한 경우에는 적절한 진정 정도를 평가하고 유지하기 위한 진정 프로토콜을 사용하는 것이 도움이 된다.

심장정지후 진정제 사용 효과에 대한 통일된 분석이나 치료 방침은 아직 없으나 장시간의 진정제 및 신경근 차단제 투여는 이후 신경학적 검사를 방해하고 발작의 발생을 알 수 없도록 할 수 있으므로 프로포폴, 덱스메데토미딘, 레미펜타닐과 같은 단기 작용 약물의 사용을 적극 고려한다.

> i
> 2015년 한국 심폐소생술 가이드라인에서는 심장정지후 혼수인 환자에 대한 예후 예측 시점은 자발순환회복 후 72시간으로 권고했으나, 2020년 가이드라인에서는 환자의 체온이 정상으로 회복되고 난 72시간 이후(자발순환회복 후 5일)에 약물 효과를 배제한 상태에서의 평가 결과에 근거하여 다각적으로 접근할 것을 권고하였다.

5. 신경학적 예후 예측

정확한 신경학적 예후 예측은 소생 가능한 환자에 대한 부적절한 치료 중단을 방지하고, 소생 가능성이 없는 환자에 대한 불필요한 치료를 줄이기 위해 중요하다. 하지만 현재까지 어떠한 검사도 환자의 예후를 완벽하게 예측할 수 없으므로 여러 가지 검사 결과를 통합하여 예후 예측을 하여야 한다. 또한, 치료에 사용된 약물(진정제와 신경근 차단제)과 목표체온유지 치료의 영향을 받을 수 있으므로 자발순환회복 후 충분한 시간이 지난 이후에 신경학적 예후를 예측하는 과정이 진행되어야 한다.

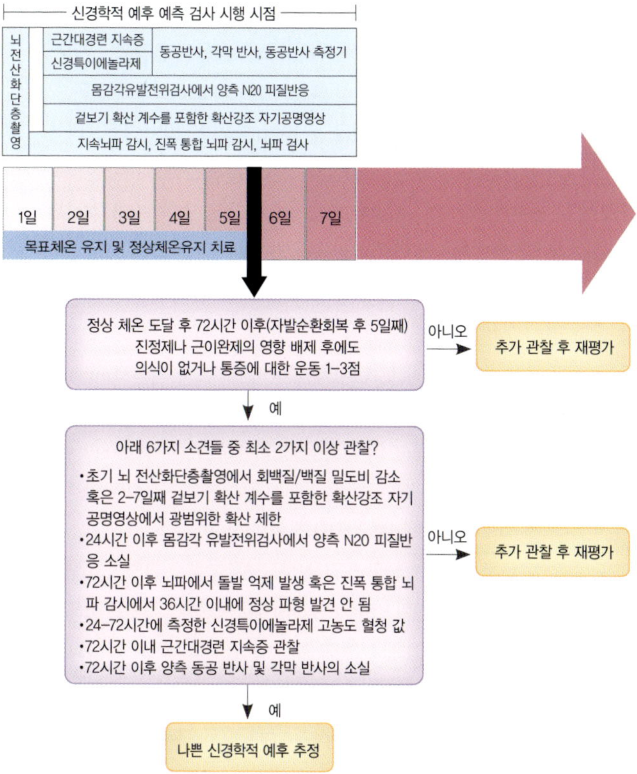

1) 신경학적 검진

심장정지후 혼수 환자에서 자발순환회복 후 72시간 이후에 양측 동공반사가 소실되거나 동공반사와 각막반사가 동시에 소실된다면 이는 나쁜 신경학적 예후의 지표가 될 수 있다. 자발순환회복 후 72시간 이내에 관찰된 근간대경련 또는 근간대경련 지속 상태는 나쁜 신경학적 예후와 연관된다고 할 수 있지만 이는 다른 예후 인자들과 함께 종합하여 평가하는

> 심장정지후 혼수 환자의 자발순환회복 후 72시간 이후에 확인된 양측 동공반사 소실은 나쁜 신경학적 예후의 지표이다. 이러한 예측을 위하여서는 정량적 동공측정법(quantitative pupillometry)의 두 가지 변수인 정량적 동공반사 측정(quantitative pupillary light reflex)과 신경학적 동공반사 지수(neurological pupil index)를 모두 사용할 수 있다. 하지만 72시간 이내의 경과 시점에서의 진찰 소견을 통한 섣부른 예측은 지양하는 것이 좋겠다.

것이 필요하다. 신경학적 진찰을 통한 예후의 예측에는 목표체온유지치료 중 사용된 안정제, 근이완제 등 약물에 의한 영향이 반드시 고려되어야 하며, 약물에 의한 진정과 근 마비 증상이 남아 있다고 의심될 때에는 위 양성의 가능성을 최소화하도록 신경학적 검사 시점을 연장하여야 한다. 또한 한 가지 지표를 단독적으로 활용하기보다는 여러 가지 다른 검사들을 함께 종합하여 판단하여야 한다.

2) 전기생리학 검사

심장정지후 혼수 환자에서 자발순환회복 후 24시간 이후에 몸감각유발전위검사(somatosensory evoked potential)의 양측성 N20 소실은 나쁜 신경학적 예후의 지표가 될 수 있다.

뇌파의 경우 심장정지후 혼수 환자에서 뇌파는 제한된 경우에 한하여 환자의 예후 지표로 활용 가능하다. 혼수 환자에서 확인된 뇌파에서 기록되는 발작(electrographic seizures), 뇌전증양 활동(epileptiform discharges), 무반응성 뇌파(EEG unreactivity)는 관련된 연구들에서의 민감도와 특이도를 고려할 때 나쁜 신경학적 예후의 지표로는 활용하지 않을 것이 권장된다. 하지만 심장정지후 목표체온유지치료를 받은 혼수 환자에게 저체온 동안 또는 재가온 후에 뇌전증 지속상태(status epilepticus)가 보이는 경우나 자발순환 회복 후 72시간 후에 진정제 투여가 중단된 상태에서 혼수상태인 환자에게 돌발 억제(burst suppression)가 보이는 경우에 이는 환자의 나쁜 예후를 예측하는 근거로 활용될 수 있다. 또한 심장정지후 목표체온유지치료를 받은 혼수 환자에게 진폭통합 뇌파 감시(continuous amplitude-integrated EEG)상 발견되는 돌발 억제, 뇌전증 지속 상태, 심장정지후 36시간 이내에 정상 파형이 발견되지 않는 것(lack of time to normal trace)도 환자의 나쁜 예후를 예측하는 근거가 될 수 있다.

> **신경특이에놀라아제**
> 신경세포와 신경분비세포에 높은 농도로 존재하며 신경세포가 파괴되거나 신경 분비세포에서 분비될 때 특이적으로 혈청의 농도가 증가되는 효소로 신경세포의 손상 정도를 추정할 수 있다.

3) 생물학적 표지자

심장정지후 목표체온유지치료를 받은 혼수 환자에게, 나쁜 예후를 예측하기 위해 다른 예후 인자와 결합하여 순환회복 후 24-72시간에 측정한 신경특이에놀라아제(neuron specific enolase, NSE)의 고농도 혈청값을 활용할 수 있겠지만, 이전 연구들에서 0% 위양성률로 나쁜 예후를 예측할 수 있는 임계값은 명확하지 않다.

S-100B 단백질, 혈청 Glial fibrillary acidic protein (GFAP), 혈청 타우 단백질(tau protein), 혈청 neurofillament protein (NFL)의 경우 심장정지후 혼수상태인 성인에 대한 나쁜 신경학적 결과를 예측하기 위한 인자로의 활용은 더 이상 권장되지 않는다.

4) 신경 영상검사

심장정지후 혼수 환자의 뇌 전산화단층촬영에서 감소한 회백질/백질 밀도 비(gray matter/white matter ratio; GWR, 정상 1.3 이상)로 나타나는 뇌 부종 정도와 뇌 자기공명영상에서 관찰되는 확산 제한 및 확산 제한을 정량화할 수 있는 apparent diffusion coefficient (ADC, 정상 700-800×10 mm^2/s) 감소는 환자의 예후 예측에 사용될 수 있다. 하지만 두 방법 모두 나쁜 예후를 100% 예측할 수 있는 특정 임계

나쁜 신경학적 예후를 보일 것으로 예측되는 환자의 뇌 전산화단층촬영 소견

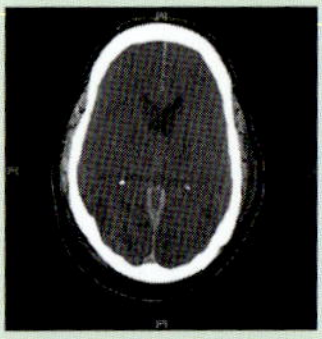

값은 명확하게 정해져 있지 않다. 심장정지후 혼수 환자에게, 다른 확립된 예후 인자들과 같이 사용된다면, 자발순환회복 후 24시간 이내 촬영한 뇌 전산화단층촬영에서 현저히 감소한 회백질/백질 밀도 비 또는 자발순환회복 후 2-7일에 촬영한 뇌 자기공명영상에서 광범위한 확산 제한 및 ADC 감소는 전문지식이 축적된 센터에 한하여 나쁜 예후를 예측하는 도구 중의 하나로 하는 것이 합리적이다.

6. 소생 후 연명치료 중단

2018년 2월부터 연명의료결정법이 시행되어 생명유지치료를 중단 하는 것이 법적 테두리에서 허용되면서 심장정지후 치료 환경에 큰 변화를 가져왔다. 하지만 예측이 부정확할 가능성 및 생명유지치료 중단 결정에 대한 비가역성을 고려할 때, 심장정지로부터 자발순환회복 후 목표체온유지치료를 받는 환자에서 일부 신경학적 검진 및 검사 결과에서 신경학적 예후가 나쁠 것으로 예측된다는 이유로 생명유지치료를 72시간 이내에 중단하지는 않을 것을 권고한다.

7. 심장정지 회복 후 재활 및 돌봄

심장정지후 생존자는 다른 중환자와 마찬가지로 다양한 신체, 인지, 심리 문제를 경험하게 된다. 특히 불안, 우울, 외상 스트레스와 같은 심리적 장애는 심장정지로부터 소생된 환자의 약 1/3이 경험하는 것으로 알려져 있다. 또한 기억력, 집중력, 실행력 등 다양한 영역에서의 인지 장애(cognitive impairment)가 흔하게 관찰되며, 이러한 장애들은 삶의 질 저하와 연관되어 있다. 이러한 심리적 문제는 심장정지 환

자의 장기 예후 및 삶의 질에 큰 영향을 미치는 데 반해 의료진이 바로 인지하기 어려워 적절한 치료를 제공하지 못하는 경우가 많다. 따라서 심장정지에 따른 다양한 장애를 조기에 평가하고 적절한 재활 중재를 통해 기능 회복 및 사회 복귀를 증진하기 위해 심장정지 생존자에 대해 퇴원 전 신체, 신경학적, 심폐, 인지 장애에 대한 다각적인 재활의학적 평가를 시행하고 이에 따른 개별화된 돌봄 치료 계획을 수립할 것을 권고한다.

8. 심장정지후 장기기증

심폐소생술후 자발순환 회복이 된 환자 중 자발호흡이 없고, 인공호흡기로 호흡이 유지되면서, 원인 질환이 확실하고 치료될 가능성이 없는 뇌 병변이 증명되었거나, 7가지 뇌간 반사 중 5개 이상의 반사가 없으며, 일산화탄소 중독, 대사성 장애, 자살시도 등의 발생 원인으로 의학적 관찰이 필요한 경우가 아닌 경우에는 뇌사로 추정할 수 있다. 뇌사 추정자를 진료한 의료진은 장기 기증을 위한 뇌사 추정자 신고를 할 것이 권고된다.

심폐소생술 후 뇌사 추정자 통보 시 장기기증 동의 여부 확인을 위해 의료진이 보호자에게 뇌사 추정 상태와 뇌사 추정자 통보제 설명 여부를 확인해야 한다. 장기기증 평가에 앞서, 뇌사 추정 상태에 대한 보호자의 인지 정도와 기증자 가족 정보에 관한 확인이 선행되어야 한다. 기증자 가족 정보 확인은 장기 기증 동의 여부 확인, 기증자와의 관계 및 연락처, 선 순위 보호자 확인을 포함한다.

8
CHAPTER

서맥성 부정맥과 빈맥성 부정맥

가천대학교 의과대학 심장내과 **위 진**
서울대학교 의과대학 서울대학교병원 강남센터 **박효은**

2020년 심폐소생술 가이드라인 중 증상을 동반한 서맥의 치료에 대한 가이드라인은 2015년 가이드라인의 내용에 비해 중요한 변동이 없다. 서맥은 심박동이 분당 60회 미만으로 정의하고 있으나, 증상을 동반하는 서맥은 일반적으로 맥박수가 분당 50회 미만이다. 그러나 환자의 생리적 상태에 따라 증상을 동반하는 맥박수의 수치가 달라질 수 있다. 서맥을 주소로 내원한 환자에서 환자의 증상 유무를 평가한 후 이에 따른 치료를 시작해야 한다. 이때 단순히 심전도 소견에만 의존하지 말고 환자의 임상적 특성을 반드시 고려해야 한다.

서맥 환자의 진단과 평가

현기증이나 잠깐의 실신 혹은 호흡곤란과 같은 증상을 동반하나 혈역학적으로 비교적 안정된 상태의 서맥인 경우 적절한 평가 후에 서맥에 대한 조치 및 치료를 한다. 그러나 체내 중요 장기의 기능이 갑자기 악화되거나 심장정지가 임박한 상황인 급성 의식장애, 허혈성 흉통, 급성 심부전, 저혈압, 쇼크와 같은 징후들이 있는 불안정형 서맥의 경우에는 즉각적인 치료를 시작한다. 저산소증은 서맥의 가장 흔한 원인이기 때문에 서맥으로 내원하는 모든 환자에서 빠른 호흡, 늑간 함몰, 복장위 함몰, 역행 복식호흡과 같은 호흡 증가 징후가 있는지 확인해야 한다. 만일 호흡 증가 징후가 있거나 맥박산소측정에 의한 동맥혈 산소포화도 수치가 낮은 경우에는 추가적으로 산소를 공급해야 한다. 환자에게 심전도 감시 장치를 연결하고 환자의 혈압을 측정하고 정맥로를 확보를 해야 하며 가능하면 12 유도 심전도를 찍어 서맥성 부정맥을 진단해야 한다. 서맥 치료를 하는 동안에 환자의 임상 상태를 평가하여 서맥을 초래하거나 악화시키는 가역적인 요인이 있는지를 파악해야 한다. 관류저하의 징후나 증상을 파악해야 하며 이러한 징후들이 서맥에 의해 발생하였는지를 평가해야 한다.

서맥 환자의 치료

서맥에 의한 증상이 없거나 경미한 경우에는 치료를 시작하지 않고 경과를 관찰할 수가 있다. 그러나 증상이 없거나 경미하더라도 최근 무수축의 병력, 급성 심근경색증에서 발생한 모비츠 2형 2도 방실 차단, 넓은 QRS 파형이 3도 방실차단, 3초 이상의 심실정지가 있는 경우에는 치료를 시작해야 한다. 서맥의 초기 치료로는 정주용 아트로핀이 권장된다. 아트로핀 투여에도 불구하고 호전이 없으면 이차로 도파민, 에피네프린, 이소프로테레놀을 정맥 주사하거나 경피 인공심장박동조율이 권장된다. 이러한 치료를 하는 동안에 환자의 임상적 상태에 따라서 정맥을 통한 임시 인공심장박동조율을 고려할 수 있다.

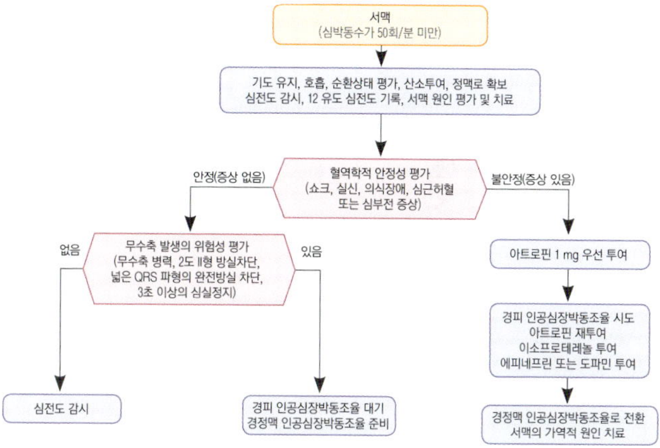

● 서맥의 치료과정

서맥의 약물 치료

> 아트로핀은 효과가 오래 지속되지 않기 때문에 증상이 있는 서맥, 방실결절 부위의 전도차단, 동정지 환자에서 비약물적 치료인 경피 인공심장박동조율이나 경정맥 인공심장박동조율을 준비하는 동안 임시 조치로 사용될 수 있다

(1) 아트로핀

아트로핀은 증상을 동반한 서맥 환자에서 일차 약으로 사용이 권장된다. 아트로핀은 정맥 내로 1 mg을 3-5분마다 투여하여 최대 3 mg까지 투여할 수 있다.

주의사항 관류저하로 인한 증상과 징후를 보이는 서맥 환자에서는 아트로핀 투여로 인공심장박동조율 치료를 지연시켜서는 안 된다.

급성 관동맥 허혈이나 심근 경색이 있는 경우에 아트로핀은 심박동수를 증가시켜 심근허혈을 악화시

> 하벽부 심근경색, 심장 이식환자나 spical cord injury를 받은 환자의 경우 서맥의 약물치료로 aminophylline (100-200 mg slow iv injection)을 투여할 수 있다.

키고 경색 부위를 증가시키기 때문에 이들 환자에서는 아트로핀 투여에 신중을 기해야 한다. 심장 이식 환자는 심장 이식 수술로 미주신경이 심장에 연결되어 있지 않으므로 이들 환자에서 아트로핀은 그 효과를 나타내지 못하며 오히려 심박동수가 느려지고 고도의 방실차단이 발생할 수도 있다. 모비츠 2형 2도 방실차단, 방실결절 이하 부위의 차단을 의미하는 새로운 넓은 QRS 파형이 관찰되는 3도 방실차단의 경우에는 아트로핀을 투여하지 말고, 경피 인공심장박동조율이나 베타-아드레날린성 약물을 투여해야 한다. 그러나 이러한 조치는 임시적으로 시행하고, 준비가 되는대로 경정맥 인공심장박동조율을 즉시 시행하여야 한다.

> 도파민을 2-10 mcg/kg/min의 용량으로 투여 시에는 심장의 수축력과 심박동수를 증가시킬 수 있으며, 20 mcg/kg/min 이상의 고용량으로 투여 시에는 혈관수축 효과를 나타낸다.

(2) 도파민

도파민은 알파-와 베타-아드레날린성 및 도파민성 효과를 나타내는 카테콜아민으로 투여 용량에 따라 심박동수나 혈관수축에 작용하는 효과가 선택적으로 다르게 나타낼 수 있다. 도파민은 증상을 동반한 서맥 환자 중에서 특히 혈압이 낮아 아트로핀 투여만으로 효과가 없거나 만족스럽지 않을 경우에 투여가 권장된다. 초기 용량 2-10 mcg/kg/min로 시작해 환자의 심박동수를 모니터링하며 매 2분마다 5 mcg/kg/min씩 증량해 최대 20 mcg/kg/min까지 투여할 수 있다. 만일 혈관수축 효과를 나타내기 위하여 도파민 용량을 증가시킬 시에는 환자의 혈관 내 용적이 적절한 지 평가하여 필요하면 적절하게 수액을 공급해야 한다.

(3) 이소프로테레놀

이소프로테레놀은 베타-1과 베타-2 효과를 나타내는 베타-아드레날린성 약물이다. 이소프로테레놀 정맥 주사 시에는 1-20 mcg/min의 용량으로 환자의 심박동수를 모니터링하며 적정량으로 조절해야 한다.

(4) 에피네프린

알파-와 베타-아드레날린성 효과를 나타내는 카테콜라민으로 도파민처럼 증상을 동반한 서맥 환자 중에서 특히 혈압이 낮아 아트로핀 투여만으로 효과가 없거나 만족스럽지 않을 경우에 투여가 권장된다. 에피네프린을 정맥 주사할 때에는 0.1-0.5 mcg/kg/min의 용량으로 환자의 심박동수를 모니터링하며 적정량으로 조절해야 한다. 에피네프린도 도파민과 마찬가지로 혈관수축 효과를 나타내기 위하여 에피네프린 용량을 증가시킬 시에는 환자의 혈관 내 용적이 적절한 지 평가하여 필요하면 적절하게 수액을 공급해야 한다.

서맥의 치료에 사용되는 약물

치료	내용
아트로핀	1 mg을 3-5분 간격으로 반복 주사(총 누적 투여 한계: 3 mg)
도파민	1분당 2-10 mcg/kg(시작용량)으로 정맥 주사
에피네프린	1분당 2-10 mcg/kg(시작용량)으로 정맥 주사
이소프로테레놀	1분당 0.05-0.5 mcg/kg(시작용량)으로 정맥 주사

> 심장박동조율은 외부에서 전기를 유발시켜 심장과 접촉하고 있는 전극도자를 통해 심장박동을 유발하는 방법이다. 경피 심장박동조율술은 피부에 전극을 부착해서 심장에 전기 자극을 가하여 심장에 탈분극을 유도하는 방법으로 대부분의 제세동기에는 경피 심장박동조율기가 내장되어 있어 응급 심장박동조율이 필요한 환자에게 가장 먼저 시도할 수 있다. 전극도자의 위치에 따라 경피(transcutaneous)외에도 경정맥(transvenous), 경식도(transesophageal) 심장박동조율이 가능하다.

서맥의 비약물치료: 인공심장박동조율

경피 심장박동조율은 증상을 동반한 서맥 환자에게 고려해야 한다. 특히 혈역학적으로 불안정 상태일 때 아트로핀의 효과가 없으면 즉시 시행해야 한다. 경피 심장박동조율은 비침습적이며 쉽게 환자에게 적용이 가능한 장점이 있다. 그러나 일부 환자에서 동통, 불편감 및 포획 실패(capture failure)가 발생하는 단점이 있기 때문에 환자의 불편감을 경감시키기 위해 진정제 및 진통제를 투여할 수 있다. 또한 무수축 심정지 환자에게는 경피 심장박동조율이 효과가 없다.

경피 심장박동조율 방법

대부분의 제세동기에는 경피 심장박동조율 기능이 내장되어 있기 때문에 전극만 있으면 경피 심장박동조율이 가능하다. 제세동기에 부착되어 있는 경피 심장박동조율장치에서 심장 박동수는 분당 30-180회, 출력은 0-200 mA가 가능하다.

① 전극을 전흉벽의 흉골 가장자리와 좌측 견갑골 하부에 부착한다.

② 전극을 경피 심장박동조율기와 연결한 후에 분당 60회로 설정 후 시작한다. 통증을 줄이기 위해 최소출력에서 전류를 서서히 증가시키면서 포획박동(capture beat)이 발생하는 역치를 관찰한 후에 역치보다 10% 높은 출력으로 유지한다.

③ 심전도상 포획박동이 보이는지 확인하고 목동맥을 만져보거나 혈압 측정 또는 산소포화도를 측정하여 심장박동조율에 의하여 혈역학적으로 안정화되는지 환자를 재평가한다.

④ 근육수축으로 인해 환자의 동통이 유발되므로 진정제 혹은 진통제를 투여할 수 있다.

경피 심장박동조율 중 고려사항

> 경피 심장박동조율시 주의사항
> ① 심실세동의 발생을 지속적으로 관찰
> ② 포획실패 모니터링
> ③ 통증의 조절
> ④ 조직손상/화상 주의

(1) 심실세동의 발생이 간과되는 경우

경피 심장박동조율을 하고 있는 상황에서 심실세동이 발생할 수 있다. 하지만 심장박동조율 파형 등에 의해 확인되지 않는 경우가 있기 때문에 심장박동조율 중에는 환자의 임상상태, 맥박 그리고 감시 장비(맥박산소측정기, 동맥압 측정 장치)를 사용하여 지속적으로 경피 심장박동조율의 적절성과 심실세동의 발생을 관찰해야 한다.

(2) 포획실패

경피 심장박동조율 중에 포획실패의 발생을 감지하지 못하는 경우가 발생할 수 있다. 포획실패가 발생하더라도 심전도 감시 장치에는 심박조율수가 적절하게 표시될 수가 있기 때문에 심전도 감시뿐만 아니라 임상상태 및 산소포화도 등을 함께 평가하여 경피 심장박동조율 상태를 확인한다.

(3) 통증유발

대부분의 환자에서는 전극 부착 부분의 경한 통증을 호소하지만 간혹 심한 통증을 호소하는 환자에게는 진정제 혹은 진통제를 투여할 수 있다.

(4) 조직손상 혹은 화상

장시간 경피 심장박동조율을 시행하였을 때 조직

손상이 발생할 수 있으며 소아환자에서 화상이 발생하는 경우가 있다. 이런 상황을 예 방하기 위하여 경피 심장박동조율을 오랫동안 시행하는 경우에는 환자의 피부를 지속적으로 관찰하고 전극의 위치를 바꾸어준다.

빈맥성 부정맥

서맥의 정의와 같이 빈맥은 심박동수가 분당 100회를 넘는 경우를 말한다. 빈맥은 심박동수에 따라 임상적 중요성이 매우 다양하게 나타난다. 심박동수가 분당 150회 이상인 경우에 임상적으로 치료의 대상이 된다. 빠른 심박동수가 생리적 스트레스(발열, 탈수)나 기저상태에 따라 이차적으로 나타날 수 있기 때문에 잘 감별하여야 한다.

> 빈맥은 QRS 파가 0.12초를 기준으로 분류해볼 수 있다;
>
> 1) 좁은 QRS 파 빈맥
> 동성빈맥, 심방세동, 심방조동, 방실결절 회귀성(AV nodal reentry) 빈맥, 부전도로 중개 빈맥(accessory pathway mediated tachycardia), 심방빈맥(자동성과 회귀성 포함), 다소성 심방빈맥, 접합부빈맥(성인에서는 드물다)
>
> 2) 넓은 QRS 파 빈맥.
> 심실빈맥, 심실세동, 변형전도를 가진 심실상성빈맥, 조기흥분빈맥(WPW, Wolff-Parkinson-White 증후군), 심실조율리듬(ventricular paced rhythm)

빈맥의 초기 평가와 치료

심박동수가 분당 150회 미만에서는 심실기능이 저하되어 있지 않은 한 증상이 잘 나타나지 않는다. 모든 빈맥 환자에서 심전도 감시 장치를 붙이고, 혈압을 재고, 정맥로를 확보하면서 가역적인 빈맥의 원인이 있나 조사한다. 정확한 리듬을 확인하기 위해 12 유도 심전도를 찍고 리듬을 조사하고, QRS 파가 0.12초 이상인가 확인한 후, 치료 방법을 선택한다. 안정된 환자는 전문가의 의견을 듣기 위해 기다릴 수 있지만, 환자 상태가 불안정한 경우에는 이를 생략하고 빨리 전기적 심장율동전환을 한다. 산소포화도가 떨어져 있거나 호흡일(work of breathing)이 증가된 경우에는 산소를 투여한다. 산소공급과 기도유지,

> 아데노신은 Atrial reentry에 의한 빈맥을 종료시키므로 atrial tachycardia를 termination하지는 못하지만, p파의 전도를 억제하여 일시적으로 심박동수가 느려지는 효과가 있어 빈맥의 원인감별에 도움이 되기도 한다.

> 혈역학적으로 안정적인 환자에서 규칙적인 wide QRS tachycardia의 경우 iv adenosine을 조심스럽게 사용해볼 수 있다(AHA Class IIa, Level B-NR).

호흡 보조에도 불구하고 징후와 증상이 지속되는 경우 혈역학적 불안정성의 정도를 평가하고, 혈역학적 불안정성이 빈맥과 관련된 것인지 확인한다. 만약 환자가 심박동수와 연관된 심혈관계 손상의 징후와 증상(급성 의식상태 변화, 허혈성 흉부 불쾌감, 급성 심부전, 저혈압, 빈맥에 의한 것으로 여겨지는 다른 쇼크의 징후 등)이 있으면, 즉각적인 동기 심장율동전환(synchronized cardioversion)을 한다. 심실 기능부전이 없는 경우에서 심박동수가 분당 150회 미만인 경우라도 기저 상태에 따라 이차적으로 심혈관계 변화가 발생할 수 있다. 만일 3회의 심장율동전환에도 동율동 전환이 되지 않고 여전히 환자 상태가 불안정한 경우 아미오다론 150 mg(유럽소생위원회[ERC] 가이드라인에서는 300 mg을 권고함) 투여 후 심율동전환을 재시도할 수 있다. 규칙적인 좁은 QRS 파 심실상성 빈맥(회귀회로에 의한 발작성 심실상성 빈맥)이 있는 환자에서 저혈압이 동반되지 않은 경우에는 동기화 심장율동전환이 준비되는 동안 아데노신(adenosine)으로 치료할 수 있다.

Tachycardia

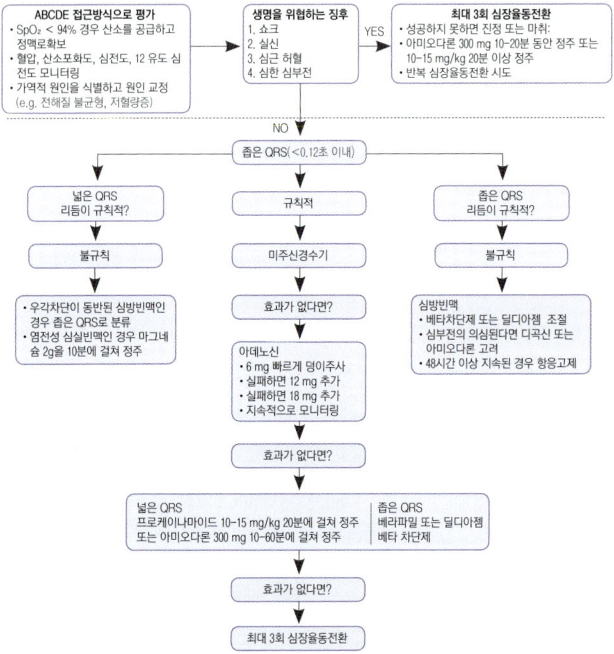

• 2021년 유럽소생위원회 빈맥 알고리즘

빈맥의 치료

1. 좁은 QRS 빈맥

1) 심실상성 빈맥(규칙적인 좁은 QRS 빈맥)

> 상심실성 빈맥의 회귀회로는 심방의 심근(심방세동, 심방조동, 심방빈맥의 일부)에 있거나 방실결절 전체나 일부(방실결절회귀성 빈맥, 방실회귀성 빈맥)에 있다.

2) 대부분의 심실상성 빈맥은 규칙적이며 회귀 기전에 의해 나타난다. 심실상성 빈맥은 QRS 파가 120 ms 이내이다. 그러나 각차단이 있거나, 맥박수 의존성 각차단이 있는 환자에서 심실상성 빈맥이 발생하면 넓은 QRS 파가 관찰된다.

dihydropyridine) 계열의 칼슘통로차단제(verapamil, diltiazem)나 베타차단제를 사용할 수 있다. 이러한 약제는 일차적으로 결절 조직에 작용하여 방실결절 전도 의존적 회귀성 빈맥을 종료하거나 심방세동이나 조동 같은 빈맥의 경우 심실반응수를 좀 더 지속적으로 조절한다.

베라파밀(verapamil)은 2분간에 걸쳐(고령의 경우 3분간에 걸쳐) 5-10 mg을 정주한다. 반응이 없거나 약물부작용이 없는 경우 30분 간격으로 5-10 mg을 반복 정주하며, 총용량이 20 mg이 될 때까지 사용한다. 다른 방법으로는 15분마다 5 mg씩 총 30 mg까지 사용한다. 베라파밀은 좁은 파 빈맥이나 상심실성 기원이 확실한 빈맥에서만 사용하여야 하며 넓은 QRS 빈맥에서는 사용해서는 안 된다. 또한 심실기능이 떨어져있거나 심부전이 있는 환자에서도 사용해서는 안 된다.

딜티아젬(diltiazem)은 15-20 mg (0.25 mg/kg)을 2분간에 걸쳐 정주한다. 필요하면 15분 뒤 20-25 mg (0.35 mg/kg)을 추가 정주한다. 유지용량은 5-15 mg/시간으로 심박동수에 따라 조절한다.

여러 종류의 정주용 베타차단제를 심실상성 빈맥의 치료로 사용할 수 있다. 베타차단제의 기전은 결절조직의 교감신경활성도에 길항작용을 하여 전도를 늦추는 것이다. 칼슘통로차단제와 마찬가지로 심근 수축력을 저하시키며 심부전 환자의 경우 심장박출량을 줄인다. 베타차단제의 부작용은 서맥, 방실전도지연, 저혈압이 있으며 만성 폐쇄성 폐질환 환자나 울혈성 심부전 환자에서는 조심스럽게 사용하여야 한다.

베타차단제의 종류: 메토프롤롤(metoprolol), 아테놀롤(atenolol), 프로프라놀롤(propranolol), 에스몰롤(esmolol), 라베탈롤(labetalol)등이 있다.

베타차단제는 decompensated heart failure에서는 사용을 피하는 것이 좋다. 부정맥의 종료보다 심박동수 조절에 좀 더 효과적이다.

방실결절과 부전도로 양쪽을 통해 심실로 전도되는 조기흥분 심방세동이나 조동의 경우 주의 깊게 치료하여야 한다. 아데노신, 칼슘통로차단제, 베타차단제, 디곡신과 같은 방실결절 차단제를 투여하는 경우 심실반응수가 느려지기보다 오히려 급격히 빨라질 수 있으므로 절대 투여해서는 안 된다. 방실결절 차단제를 복합으로 사용하면 작용기간이 길어지기 때문에 피하여야 한다. 예를 들면 아데노신은 작용기간이 짧기 때문에 필요하면 베타차단제나 칼슘통로차단제를 사용하지만, 베타차단제나 칼슘통로차단제는 작용기간이 길기 때문에 효과가 중첩되어 심한 서맥이 발생할 수 있다.

아미오다론, 프로케이나마이드(procainamide)나 소탈롤(sotalol) 등의 항부정맥제도 심실상성 빈맥의 치료에 사용할 수 있으나, 독성작용이 강하고 약제 자체의 의한 부정맥 발생 위험 때문에 별로 권장되지 않는다. 조기 흥분된 심방부정맥을 가진 환자에서는 전형적인 방실결절차단제는 금기가 되며, 항부정맥제의 사용으로 심박수를 조절할 수 있다.

3) 불규칙한 좁은 QRS 빈맥(심방세동, 조동)

불규칙하고 좁은 QRS 파나 넓은 QRS 파 빈맥은 대부분 조절 안 되는 심실반응수를 갖는 심방세동(이상전도의 유무에 따라)이다. 다소성 심방빈맥이나 잦은 심방조기수축을 갖는 동성리듬/빈맥도 고려할 수 있다. 진단이 의심스럽고 환자가 안정되어있다면 12 유도 심전도와 함께 전문가 자문이 권고된다.

심방세동의 일반적인 치료는 빠른 심실박동수 조절(심박수 조절), 혈역학적으로 불안정한 심방세동의

동조율 전환(리듬 조절) 또는 양쪽 모두에 초점을 맞춰 진행해야 한다. 비록 심방세동 유병기간이 단기간이더라도 심인성 색전증의 위험을 배제하지는 못하지만, 심방세동의 지속기간이 48시간 이상인 경우 심인성 색전증의 위험이 증가한다. 판막질환을 가지고 있거나 CHA2DS2-VASc score가 2점 이상인 비판막성 심방세동 환자는 반드시 항응고 치료를 시작해야 한다. 또한 심인성 색전증의 고위험군에서는 전기적이나 약물에 의한 심장율동전환(정상동조율로 전환)은 환자가 불안정하지 않다면 시도해서는 안 된다. 대체전략은 좌심방혈전의 배제를 위해 경식도 심장초음파 검사를 시행하고, 헤파린(heparin)으로 항응고 치료를 한 뒤 심장율동전환을 수행하는 것이다.

① 심장박동수 조절

혈역학적으로 불안정한 환자는 즉각적인 전기 심장율동전환을 한다. 안정적인 환자는 환자의 증상과 혈역학적 상태에 따라 심장박동수 조절이 요구된다. 베타차단제 정주와 딜티아젬 등 비디히드리피리딘 칼슘통로차단제가 심방세동과 빠른 심장박동수를 보이는 대부분의 환자에서 급성기에 심장박동수 조절의 선택약제로 사용할 수 있다. 디곡신이나 아미오다론도 울혈성심부전 환자의 심박동수 조절로 사용된다. 그렇지만 아미오다론으로 치료하기 전에 이 약제로 동율동으로 전환시킬 때의 잠재적 위험(증상 있는 저혈압, 심한 서맥)을 고려하여야 한다. 불규칙한 넓은 QRS 빈맥은 조기흥분-심방세동을 고려해야 하고, 전문가 자문이 권고된다.

조기 흥분된 심방세동 환자에서 방실결절 차단제

인 아데노신이나 칼슘통로차단제, 디곡신, 베타차단제나 아미오다론을 사용하면 역설적으로 심실박동수가 증가할 수 있으므로 투여해서는 안 된다. 전형적으로 매우 빠른 심실박동수를 가진 조기흥분 심방세동 환자의 경우 응급 전기 심장율동전환이 요구된다. 전기 심장율동전환이 적합 또는 효과적이지 않거나 심방세동이 재발하는 경우 리듬조절약제(베타, 칼슘통로 차단제를 제외한 항부정맥제)가 심박동수 조절과 리듬의 안정화에 모두 유용할 수 있다.

② 리듬 조절

비록 성공률이 다르고 모든 약제가 비경구로 가용하지는 않지만 여러 종류의 약제가 심방세동의 종료에 효과적임이 알려져 있다.

2. 넓은 QRS 빈맥

넓은 QRS 빈맥치료의 첫 단계는 환자의 상태가 안정적인지 불안정한지 확인하는 것이다. 넓은 QRS 빈맥을 가진 불안정한 환자는 심실빈맥으로 간주하고 즉각적인 심장율동전환을 해야한다. 만약 환자가 안정적이면 치료의 두 번째 단계로 심전도 리듬을 조사하기 위해 12 유도 심전도를 찍는다. 이 단계에서 전문가 자문을 고려하여야 한다. 환자가 언제라도 불안정해진다면 즉시 심장율동전환을 하며, 심실세동으로 악화되거나 다형심실빈맥에 의한 것이라면 제세동을 한다.

넓은 QRS 빈맥은 QRS파의 폭이 0.12초 이상으로 심실빈맥이나 심실세동, 변형전도를 동반한 상심실성빈맥, 조기흥분 빈맥(부전도로와 관련 있거나 매개되어 있는) 등이 포함된다.

빈맥 치료의 세 번째 단계는 QRS 파가 규칙적인지 불규칙적이지 확인하는 것이다. 규칙적인 넓은 QRS 빈맥은 심실빈맥이나 변형전도를 동반한 심실상성 빈맥이며, 불규칙한 빈맥은 변형 전도된 심방세동, 조기흥분된 심방세동(부전도로의 정방향전도를 이용하는 심방세동)이나 다형심실빈맥/뒤틀림심실빈맥이다. 넓은 QRS 빈맥을 치료할 때에는 전문가 협진을 고려해야 한다.

1) 규칙적인 넓은 QRS 빈맥의 치료

환자가 안정적이라면 넓은 QRS 빈맥이 심실성인지 심실상성인지 알고리듬에 따라 구분하는 노력을 하는 것이 합리적인 접근방식이다.

① 아데노신

만약 빈맥의 원인을 알 수 없고, 규칙적이며 단형 넓은 QRS 빈맥의 경우, 아데노신을 치료와 진단목적으로 사용하는 것이 비교적 안전하다는 최근 연구가 있다. 그렇지만 환자 상태가 불안정하거나 불규칙적 또는 다형 넓은 QRS 빈맥의 경우 아데노신에 의해 심실세동으로 악화될 수도 있기 때문에 아데노신을 사용해서는 안 된다. 만약 넓은 QRS 빈맥이 심실상성빈맥의 변형전도에 의한 것이라면 일시적으로 느려지거나 동성맥으로 전환이 될 것이다. 만약 심실빈맥에 의한 것이라면 아무 반응이 없을 것이다(드물게 특발성 심실빈맥이 아데노신에 의하여 종료될 수 있다. 아데노신은 작용기간이 짧아서 혈역학적으로도 넓은 QRS 빈맥의 치료에 용인된다. 이렇게 다양한 반응에 대한 자세한 관찰이 기저 리듬의 진단에 도움이 되기 때문에 가능한 한 연속적인 심전도 기록이 강력히 권고된다. 연속적인 심전도 기록은 추후에도 리듬진단에 귀중한 자료가 된다. 아데노신은 심실상성 빈맥의 치료 방법과 유사하게 6 mg, 12 mg, 18 mg으로 3회 사용할 수 있다. 마찬가지로 분류 안 된 넓은 QRS 빈맥에서 아데노신이 사용될 때에는 제세동기를 준비하여야 한다.

기저 리듬에 따라 아데노신 투여에 대한 반응은 다양하다. 몇몇 연구에서는 아데노신이 미분류된 넓은 QRS 빈맥을 동율동으로 전환시켰다고 보고하였고, 다른 연구에서는 심실빈맥을 가진 환자에서 동율동으로의 전환율이 나쁘다고 하였다. 아데노신을 사용한 조기흥분-심방세동 환자에서 심실반응수의 증가, 심실세동으로의 전환이 발생하였고, 심실빈맥 환자 중에서 심실세동이 발생한 경우도 있다.

② 칼슘통로차단제

베라파밀은 심실상성 빈맥의 변형전도를 제외한 넓은 QRS 빈맥에서는 사용하지 말아야 한다. 심실빈맥으로 여겨지는 리듬에서 베라파밀을 사용한 결과, 심실빈맥과 심한 저혈압이 보고되었다. 안정된 심실빈맥 환자에서는 항부정맥제 정맥주사나 심장율동전환이 선호되는 치료이다.

③ 아미오다론

아미오다론은 심실기능 부전을 동반한 관상동맥질환 환자에서 재발성 단형심실빈맥을 예방하거나 난치성 심실부정맥을 치료하는데 효과적이다. 아미오다론은 10분 이상에 걸쳐 150 mg을 주사하고, 24시간당 최대 2.2 gm까지 투여한다. 고용량(300 mg)을 투여하면 저혈압의 빈도가 높아진다.

④ 리도카인

아미오다론과 비교하여 리도카인은 심실빈맥의 종료에 덜 효과적이어서 심근경색증의 과거력이 있거나/없는 안정된 지속성 심실빈맥이 있는 입원중인 환자에서만 사용한다. 또한 심근경색증과 심실빈맥이 동반된 원외환자에서 리도카인 투여에 대한 효과를 일관적이지 않다. 따라서 리도카인은 단형심실빈맥의 2차 치료제로 고려하여야 한다. 리도카인은 1-1.5 mg/kg를 한 번에 주고, 유지용량은 1-4 mg/min (30-50 ug/kg/min)이다.

2) 불규칙적인 넓은 QRS 빈맥(다형심실빈맥)의 치료

다형(불규칙적) 심실빈맥은 심실세동과 마찬가지로 즉각적인 제세동이 요구된다. 다형심실빈맥의 재발방지를 위한 약물치료는 심실빈맥의 기저 원인과 동율동때 QT 간격의 연장 유무에 따라 결정된다.

> 다형(불규칙적) 심실빈맥은 혈역학적으로 불안정하거나 심실빈맥으로 진행하는 경우가 많아 제세동이 필요한 경우가 많다. 또한 제세동이 심실빈맥의 재발을 막지는 못하기 때문에 Mg이나 전해질 불균형 교정등을 적극적으로 같이 시행하는 것이 필요하다.

만약 동율동때 QT 연장이 관찰되면(즉, 뒤틀림심실빈맥), 첫 단계로 QT 연장을 시키는 약제를 중단하는 것이다. 전해질 불균형과 다른 급성 원인(약물과다복용이나 중독)을 교정한다. 비록 마그네슘이 뒤틀림심실빈맥(QT 연장을 동반한 다형심실빈맥)의 치료로 많이 사용되고 있으나 2개의 관찰연구에서만 QT 연장이 있는 경우에 효과적이었다. 한 성인 연구에서는 서맥과 약물 유발성 QT 연장과 관련된 뒤틀림심실빈맥의 종료에 이소프로테레놀(isoproterenol)이나 인공심장박동조율이 효과적이라 하였다. 가족성 QT 연장 증후군과 관련된 다형심실빈맥은 마그네슘 정주, 인공심장박동조율, 베타차단제로 치료될 수 있으며, 이소프로테레놀은 피해야 한다. 획득성 QT 연장증후군과 관련된 다형심실빈맥은 마그네슘 정주로 치료될 수 있다. 다형심실빈맥이 서맥과 동반되거나 리듬의 정지에 의해 촉발되면 추가적인 심장조율이나 이소프로테레놀 정주를 고려하여야 한다.

QT 연장이 없는 경우에 다형심실빈맥의 가장 흔한 원인은 심근허혈이다. 이런 상황에서는 아미오다론과 베타차단제 정주가 부정맥의 재발 빈도를 줄여줄 수 있다. 심근허혈은 베타차단제로 치료되어야 하고, 신속한 심도자술과 혈관재형성술을 고려한다. 마그네슘은 정상 QT 간격을 가진 다형심실빈맥의 예방에는 효과적이지 않은 반면, 아미오다론은 효과적일 수 있다.

심근허혈과 QT 연장 증후군을 제외한 다형심실빈맥의 다른 원인인 카테콜라민성 심실빈맥은 베타차단제에 반응하며, Brugada 증후군은 이소프로테레놀에 반응할 수 있다

QRS 모양에 따른 빈맥 치료의 권장사항

약물/술기	적응증	시기	용량/전달	기타
아데노신	좁은 QRS 넓은 QRS	미주신경수기 실패 시 권장	첫 번째: 6 mg 덩이주사 두 번째: 12mg 덩이주사 세 번째: 18 mg 덩이주사 고려	• 안정된 상태 심전도에서 흥분의 징후가 없는 경우 • 18 mg 용량을 사용할 때 약물에 대한 부작용 고려
베라파밀 또는 딜티아젬	좁은 QRS	미주신경수기와 아데노신 투여 실패 시 시도	베라파밀: 0.075-0.15 mg/kg (5-10 mg 2분에 걸쳐 정주) 딜티아젬: 0.25 mg/kg (15-20mg을 2분에 걸쳐 정주)	혈역학적으로 불안정, 좌심실 박출률 감소 (<40%)가 있는 심부전 환자는 피해야 한다.
베타차단제 (에스모롤 또는 메토프로놀)	좁은 QRS	미주신경수기와 아데노신 투여 실패 시 시도	에스몰롤: 0.5 mg/kg 덩이주사 또는 0.05-0.3 mg/kg/min 점적 투여 메토프로놀: 2.5-15 mg을 2.5 mg 덩이주사	빈맥을 종료하기보다 심박동을 줄이는 데 효과적
프로케이나마이드	넓은 QRS	미주신경수기와 아데노신 투여 실패 시 시도	10-15 mg/kg 20분에 걸쳐 정주	
아미오다론	좁은 또는 넓은 QRS	미주신경수기와 아데노신 투여 실패 시 시도	상황에 따라 300 mg을 10-60분에 걸쳐 정주 후 24시간 이내 900 mg을 투여	
마그네슘	다형 넓은 QRS			혈청 마그네슘 농도가 정상인 경우에도 QT 간격을 단축하지 않고도 염전성 심실 빈맥을 억제할 수 있다.

3. 빈맥의 전기치료: 심장율동전환

혈역학적으로 불안정한 빈맥환자를 치료하기 위해, 가능하면 심장율동전환 전에 정맥로를 확보하고 환자가 의식이 있다면 안정제를 투여한다. 혈역학적으로 매우 불안정하다면 즉시 심장율동전환을 한다.

1) 동기 심장율동전환과 비동기 전기충격

동기 심장율동전환은 쇼크의 전달이 QRS 파와 동기화된다. 이런 동기화는 심장주기 중 불응기 동안 쇼크의 전달이 이루어지지 않게 하여, 심실세동의 발생가능성을 최소화한다. 만약 심장율동전환이 필요하지만 동기화 할 수 없는 경우에는 고-에너지 비동기화 쇼크(제세동 용량)를 준다.

동기 심장율동전환은 다음과 같은 경우에 권장된다.

- 불안정한 심실상성 빈맥
- 불안정한 심방세동 및 심방조동
- 불안정한 단형(규칙적인) 심실빈맥

2) 파형과 에너지

심방세동의 권장되는 초기 이상 파형 에너지 용량은 120-200 J이다. 만약 첫 쇼크로 종료되지 않으면 단계적으로 용량을 올린다. 심방조동이나 심실상성 빈맥의 심장율동전환은 일반적으로 저용량이 요구된다. 첫 치료로 50-100 J 정도이면 충분하다. 만약 50 J의 쇼크로 종료되지 않으면 단계적으로 용량을 올린다. 단상 파형 심장율동전환의 경우 200 J부터 시작하여 단계적으로 올릴 수 있다.

혈압이 측정되는 단형 심실빈맥(규칙적인 형태와 심박수)은 100 J의 단상 파형 또는 이상파형 동기 심장율동전환의 치료에 잘 종료된다. 만약 첫 쇼크에 반응이 없으면 단계적으로 용량을 올려 종료시킨다. 뒤틀림심실빈맥(torsades de pointes)과 같은 다형 QRS 형태를 가지는 부정맥은 동기화를 할 수 없기 때문에 심실세동과 같이 고에너지 비동기 쇼크(즉, 제세동 용량)를 사용한다. 만약 불안정한 환자에서 단형인지 다형인지 모르는 심실빈맥이 보인다면 자세한 리듬 분석을 위해 지체하지 말고 고에너지 비동기 쇼크(즉, 제세동 용량)를 한다.

9
CHAPTER

심장정지 시나리오

경동대학교 응급구조학과 **이귀자**

Step - by - Step의 교육 시나리오

준비단계

TROICA (Training of In-hospital Cardiac Arrest)를 숙지한다.

시작 전 사용되는 장비와 물품의 위치를 미리 확인한다.

Team Leader 역할을 확인하며, 원활한 팀 소생술을 운영한다.

'Step by Step' 형식의 시나리오 운영의 교육방식을 학습한다.

Step - by - Step 시나리오의 전체 구성

	VF/pVT	VF/pVT	VF/pVT	Asystole/PEA	Asystole/PEA	ROSC
1단계	☞Defibrillation ☞Epinephrine					☞PCAC
2단계	☞Defibrillation ☞Epinephrine	☞Defibrillation ☞Advanced airway				☞PCAC
3단계	☞Defibrillation ☞Epinephrine	☞Defibrillation ☞Advanced airway	☞Defibrillation ☞Amiodarone or Lidocaine			☞PCAC
4단계				☞Epinephrine		☞PCAC
5단계				☞Epinephrine	☞Advanced airway ☞Hs&Ts	☞PCAC
6단계	☞Defibrillation ☞Epineph-rine*	☞Defibrillation ☞Advanced airway	☞Defibrillation ☞Amiodarone or Lidocaine	☞Epinephrine ☞Hs&Ts	☞Epinephrine ☞Hs&Ts	☞PCAC

- VF/pVT 치료과정을 3가지로 분류해 점진적 시나리오로 확장(1단계 → 2단계 → 3단계)
- Asystole/PEA 치료과정을 2가지로 분류해 점진적 시나리오로 확장(4단계 → 5단계)
- 단계별 치료과정을 통한 마지막 단계 전체 복합적 시뮬레이션 시나리오로 확장(6단계)
- 시나리오 진행 초기 2분 동안 실제 시간의 흐름을 느껴보도록 운영

Team Leader의 역할

Team Leader는 다음과 같은 모든 과정을 인지한다.
고품질의 심폐소생술(high-quality CPR) 지시 ① 분당 100-120회의 속도로 가슴 압박 ② 약 5 cm의 압박 깊이 유지 ③ 30:2의 가슴 압박: 호흡보조 주기 유지 ④ 전문기도유지기(Endotracheal tube, laryngeal mask airway, laryngeal tube, I-gel esophageal-tracheal tube 등) 삽입 시 6초마다 호흡 보조(분당 10회) ⑤ 가슴 압박 중지(chest compression interruption) 최소화 강조 ⑥ 가슴압박의 적절한 수축과 완전한 이완을 강조 ⑦ 과환기 금지 강조 ⑧ 2분마다 리듬 확인과 가슴압박자 교대 ⑨ 호기말이산화탄소분압 10mmHg 이상 유지(기관내삽관 직후와 CPR 시작 후 20분 기준)
팀의 역할 지정 및 팀원의 역할 수행 독려 ① Chest compression ② ECG monitoring and defibrillation ③ IV/IO access and medication ④ Airway and ventilation ⑤ Recording
심장정지 리듬들의 인지와 팀원에게 알림
심장정지 리듬에 따른 Shock/Non Shock을 결정하여 필요 시 안전하게 제세동 지시
심장정지 리듬에 따른 적절한 약물 투여 지시 ① 모든 심장정지 환자: 3-5분마다 epinephrine 1mg IV/IO 투여 지시 ② 3회 제세동 후 반복되는 VF/p VT - Amiodarone 300mg 또는 Lidocaine 1.0-1.5mg/kg IV/IO 투여 지시 (투여 후 재 반복시 Amiodarone 150mg IV/IO 또는 Lidocaine 0.5-0.75 mg/kg IV/IO 투여)
상황에 따른 전문기도유지기 삽입 고려 및 호기말이산화탄소분압 감시(capnography) 지시
심장정지의 가역적 원인 치료(H's and T's) (Hypovolemia, Hypoxia, Hydrogen ion (acidosis), Hypo-/hyperkalemia, Hypothermia, Tension pneumothorax, Tamponade, cardiac, Toxins, Thrombosis, pulmonary, Thrombosis, coronary)
심장정지후 통합치료(Post-cardiac arrest care) ① 순환회복(ROSC) 여부를 확인과 의식확인 ② 혈역학적 징후를 감시하고 필요 시 기관내삽관 지시 (혈압, 산소포화도, 호기말이산화탄소분압, 혈액 검사 등) ③ 12 유도 심전도를 시행하여 관상동맥 확장술(PCI)의 시행 여부 판단 ④ 목표체온유지치료 수행 여부 판단 ⑤ 심장정지후 집중치료 시행

Step - by - Step 교육 시나리오의 세부 구성

1단계 시나리오

〈 시나리오 상황 〉

소화불량을 주호소로 47세의 남자환자가 응급실에 내원하였습니다. 기저질환으로 당뇨를 가지고 있습니다. 이 환자는 응급실 진료를 대기하던 중에 의식이 소실되었습니다. 당신은 응급실 근무자로 환자를 처음 발견했습니다. 치료해보세요!

〈 시나리오 흐름과 학습성과 〉

리듬 과정	학습성과	추가 고려사항
리듬 부착 전	• 의식 확인 • 심장정지 방송과 제세동기 요청하기 • 맥박과 호흡 동시에 확인(5-10초) • 고품질의 가슴압박 시행 • 리더 인지와 팀 역할 부여(MOI)하기	- MOI (Monitor, Oxygen, IV) 즉시 적용
VF	• 모니터 전극/패드 부착 즉시 리듬 분석 지시 • 리듬 확인 후, 팀원에게 알리기 • 즉시 제세동 실시와 가슴압박 지시 • Epinephrine+20mLN/S투여와 팔들기 (10-20초)	- 고품질의 심폐소생술 지시 - 팀의 역할 수행 독려
Sinus tachycardia (HR 110회/분) 의식수준: Alert	• 2분 경과 후, 리듬 분석하기 • 맥박 확인하기 • ROSC 인지 후, 팀원에게 알리기 • 환자 상태 확인 및 활력징후 측정 • 심장정지후 집중치료 하기 • TTM, PCI 여부 결정하기	

2단계 시나리오

〈 시나리오 상황 〉

응급실 상황입니다. 62세 당뇨, 고혈압을 가진 남자 환자가 간헐적인 가슴 두근거림으로 내원했습니다. 심전도를 촬영을 준비하던 중 환자의 의식이 소실되었습니다. 치료해보세요!

〈 시나리오 흐름과 학습성과 〉

리듬 과정	학습성과	추가 고려사항
리듬 부착 전	• 의식 확인 • 심장정지 방송과 제세동기 요청하기 • 맥박과 호흡 동시에 확인(5-10초) • 고품질의 가슴압박 시행 • 리더 인지와 팀 역할 부여(MOI)하기	- MOI (Monitor, Oxygen, IV) 즉시 적용
VF	• 모니터 전극/패드 부착 즉시 리듬 분석 지시 • 리듬 확인 후, 팀원에게 알리기 • 즉시 제세동 실시와 가슴압박 지시 • Epinephrine+20mLN/S투여와 팔들기 (10-20초)	- 고품질의 심폐소생술 지시 - 팀의 역할 수행 독려 - 전문기도기 삽입에 따른 심폐소생술 지시 - $ETCO_2$ 측정
VF	• 2분 경과 후, 리듬 분석하기 • 리듬 확인 후, 팀원에게 알리기 • 즉시 제세동 실시와 가슴압박 지시 • 전문기도유지술 고려하기	
Sinus tachycardia (HR 90회/분)	• 2분 경과 후, 리듬 분석하기 • 맥박 확인하기 • ROSC 인지 후, 팀원에게 알리기 • 환자 상태 확인 및 활력징후 측정 • 심장정지후 집중치료 하기 • TTM, PCI 여부 결정하기	

3단계 시나리오

〈 시나리오 상황 〉

병실 상황입니다. 54세 과거 AMI로 스텐트 3개 삽입한 환자입니다. 현재 아스피린과 NTG를 복용하고 있으며, 다시 발생한 흉통으로 선생님은 혈관조영실로 환자를 이송하던 중 환자가 의식이 없어지는 것을 발견했습니다. 치료해보세요!

〈 시나리오 흐름과 학습성과 〉

리듬 과정	학습성과	추가 고려사항
리듬 부착 전	• 의식 확인 • 심장정지 방송과 제세동기 요청하기 • 맥박과 호흡 동시에 확인(5-10초) • 고품질의 가슴압박 시행 • 리더 인지와 팀 역할 부여(MOI)하기	- MOI (Monitor, Oxygen, IV) 즉시 적용
VF	• 모니터 전극/패드 부착 즉시 리듬 분석 지시 • 리듬 확인 후, 팀원에게 알리기 • 즉시 제세동 실시와 가슴압박 지시 • Epinephrine+20mLN/S투여와 팔들기 (10-20초)	- 고품질의 심폐소생술 지시 - 팀의 역할 수행 독려 - 전문기도기 삽입에 따른 심폐소생술 지시 - $ETCO_2$ 측정
pVT	• 2분 경과 후, 리듬 분석하기 • 맥박 확인하기 • 리듬 확인 후, 팀원에게 알리기 • 즉시 제세동 실시와 가슴압박 지시 • 전문기도유지술 고려하기	
pVT	• 2분 경과 후, 리듬 분석하기 • 맥박 확인하기 • 리듬 확인 후, 팀원에게 알리기 • 즉시 제세동 실시와 가슴압박 지시 • Amiodarone/Lidocaine 투여	- Hs & Ts 원인 분석 및 치료
Sinus tachycardia (HR 110회/분)	• 2분 경과 후, 리듬 분석하기 • 맥박 확인하기 • ROSC 인지 후, 팀원에게 알리기 • 환자 상태 확인 및 활력징후 측정 • 심장정지후 집중치료 하기 • TTM, PCI 여부 결정하기	

4단계 시나리오

〈 시나리오 상황 〉

56세 남자환자로 3시간 전 폐생검(lung biopsy)을 마친 후 병실에서 관찰하고 있습니다. 폐생검을 마친 후 30분 후부터 시작된 호흡곤란이 시작되었으나 평소와 같은 호흡곤란의 양상으로 판단된 보호자와 환자는 주치의에게 별다른 이야기를 하지 않았습니다. 그러나 호흡곤란이 심해짐을 알아채고 보호자가 의료진에게 알리러 간 사이에 환자의 의식이 소실되었습니다. 치료해보세요!

〈 시나리오 흐름과 학습성과 〉

리듬 과정	학습성과	추가 고려사항
리듬 부착 전	• 의식 확인 • 심장정지 방송과 제세동기 요청하기 • 맥박과 호흡 동시에 확인(5-10초) • 고품질의 가슴압박 시행 • 리더 인지와 팀 역할 부여(MOI)하기	- MOI (Monitor, Oxygen, IV) 즉시 적용
Asystole	• 모니터 전극/패드 부착 즉시 리듬 분석 지시 • 리듬 확인 후, 팀원에게 알리기 • 고품질의 가슴압박 시행 • Epinephrine+20mLN/S투여와 팔들기 (10-20초)	- 고품질의 심폐소생술 지시 - 팀의 역할 수행 독려
Sinus bradycardia (HR 40회/분)	• 2분 경과 후, 리듬 분석하기 • 맥박 확인하기 • ROSC 인지 후, 팀원에게 알리기 • 환자 상태 확인 및 활력징후 측정 • 심장정지후 집중치료 하기 • TTM, PCI 여부 결정하기	

5단계 시나리오

〈 시나리오 상황 〉

병실상황입니다. 37세 여자 환자, 고혈압으로 인한 ESRD가 발생하여 투석 중에 있는 환자입니다. 1 kg 체중을 HD로 빼고 난 후에 병실 이동하였고 내일 다시 추가 HD를 예정 중에 의식을 잃었습니다. 치료해 보세요!

〈 시나리오 흐름과 학습성과 〉

리듬 과정	학습성과	추가 고려사항
리듬 부착 전	• 의식 확인 • 심장정지 방송과 제세동기 요청하기 • 맥박과 호흡 동시에 확인(5-10초) • 고품질의 가슴압박 시행 • 리더 인지와 팀 역할 부여(MOI)하기	- MOI (Monitor, Oxygen, IV) 즉시 적용
PEA	• 모니터 전극/패드 부착 즉시 리듬 분석 지시 • 맥박 확인하기 • 리듬 확인 후, 팀원에게 알리기 • 고품질의 가슴압박 시행 • Epinephrine+20mLN/S투여와 팔들기 (10-20초)	- 고품질의 심폐소생술 지시 - 팀의 역할 수행 독려 - 전문기도기 삽입에 따른 심폐소생술 지시 - $ETCO_2$ 측정 - Hs & Ts 원인 분석 및 치료
PEA	• 2분 경과 후, 리듬 분석하기 • 맥박 확인하기 • 리듬 확인 후, 팀원에게 알리기 • 고품질의 가슴압박 시행 • 전문기도유지술 고려하기	
Sinus rhythm (HR 60회/분 Tall T wave)	• 2분 경과 후, 리듬 분석하기 • 맥박 확인하기 • ROSC 인지 후, 팀원에게 알리기 • 환자 상태 확인 및 활력징후 측정 • 심장정지후 집중치료 하기 • TTM, PCI 여부 결정하기	

6단계 시나리오

〈 시나리오 상황 〉

병실상황입니다. 76세 여자환자로 당뇨, 혈압, 과거 AMI로 치료받았던 환자가 호흡곤란으로 입원 치료 중입니다. 선생님께서 ABGA 시행하던 중 의식이 없는 것을 발견했습니다. 치료해보세요!

〈 시나리오 흐름과 학습성과 〉

<table>
<tr><th>리듬 과정</th><th>학습성과</th><th>추가 고려사항</th></tr>
<tr><td>리듬 부착 전</td><td>• 의식 확인
• 심장정지 방송과 제세동기 요청하기
• 맥박과 호흡 동시에 확인(5-10초)
• 고품질의 가슴압박 시행
• 리더 인지와 팀 역할 부여(MOI)하기</td><td>- MOI (Monitor, Oxygen, IV) 즉시 적용</td></tr>
<tr><td>VF</td><td>• 모니터 전극/패드 부착 즉시 리듬 분석 지시
• 리듬 확인 후, 팀원에게 알리기
• 즉시 제세동 실시와 가슴압박 지시
• Epinephrine+20mLN/S투여와 팔들기 (10-20초)</td><td rowspan="4">- 고품질의 심폐소생술 지시
- 팀의 역할 수행 독려
- 전문기도기 삽입에 따른 심폐소생술 지시
- $ETCO_2$ 측정
- Hs & Ts 원인 분석 및 치료
- Epinephrine 투여는 첫 투여 후, 4분 간격으로 지속 투여</td></tr>
<tr><td>VF</td><td>• 2분 경과 후, 리듬 분석하기
• 리듬 확인 후, 팀원에게 알리기
• 즉시 제세동 실시와 가슴압박 지시
• 전문기도유지술 고려하기</td></tr>
<tr><td>VF</td><td>• 2분 경과 후, 리듬 분석하기
• 리듬 확인 후, 팀원에게 알리기
• 즉시 제세동 실시와 가슴압박 지시
• Amiodarone/Lidocaine 투여</td></tr>
<tr><td>PEA</td><td>• 2분 경과 후, 리듬 분석하기
• 맥박 확인하기
• 리듬 확인 후, 팀원에게 알리기
• 고품질의 가슴압박 시행</td></tr>
<tr><td>Sinus tachycardia (HR 110회/분)</td><td>• 2분 경과 후, 리듬 분석하기
• 맥박 확인하기
• ROSC 인지 후, 팀원에게 알리기
• 환자 상태 확인 및 활력징후 측정
• 심장정지후 집중치료 하기
• TTM, PCI 여부 결정하기</td><td></td></tr>
</table>

심장정지 시나리오 문제

Step by Step 교육 방식의 이해를 통해 시나리오 운영에 대해 학습하고자 합니다. 〈학습성과〉를 참고하여 심장정지 시나리오에 따른 주어진 리듬에 따라 알고리즘을 이해할 수 있다.

〈학습 성과〉	
〈Basic〉	〈advanced/PCAC〉
A. 의식 확인	L. Epinephrine+20mL N/S 투여와 팔들기(20초)
B. 심장정지 방송과 제세동기 요청	M. Amiodarone or Lidocaine 투여
C. 맥박과 호흡 동시에 확인(5-10초)	N. 전문기도유지술 고려하기
D. 고품질의 가슴압박 시행	O. 전문기도기 삽입에 따른 심폐소생술 지시
E. 리더 인지와 팀 역할 부여(MOI) 시행	P. $ETCO_2$ 측정
F. 고품질의 심폐소생술 지시	Q. 팀의 역할 수행 독려
G. 전극/패드 부착 즉시 리듬 분석 지시	R. Hs & Ts 원인 분석 및 치료
H. 리듬 확인 후, 팀원에게 알리기	S. ROSC 인지 후, 팀원에게 알리기
I. 즉시 제세동 실시와 가슴압박 지시	T. 환자 상태 확인 및 활력징후 측정
J. 2분 경과 후, 리듬 분석하기	U. 심장정지후 집중치료 하기
K. 맥박 확인하기	V. TTM, PCI 여부 결정하기

안내사항

- 심장정지 시나리오 문제는 리듬에 따른 최소한의 학습성과에 달성을 목표로 한다.
- 리듬 변화에 따른 학습성과는 시나리오 진행 중 수행여부에 따라 일부 다를 수 있다. '추가 고려사항'을 통해 전반적 운영에 필요한 학습성과와 역할 수행 성공여부에 따른 학습 성과를 확인한다.

에피네프린은 3-5분 간격으로 1 mg 투여 가능하다. 본 시나리오에서는 초기 정맥로확보가 실시되어 에피네프린을 4분 간격으로 투여한다. 첫 약물 투여에 따라 리듬 과정에 따른 학습성과가 다를 수 있다.

Shockable 시나리오 경우, 제세동 3회 이후, 항부정맥제(아미오다론 혹은 리도카인)를 투여한다. 또는 shockable 시나리오 운영 중 2회의 제세동 적용 후, 다음 shockable 리듬을 대비하여 미리 항부정맥제 준비하도록 지시할 수 있다.

시나리오 # 1

병실 상황입니다. 3년 전 뇌경색 진단을 받은 71세의 환자입니다. 15일전 slip down에 의한 대퇴골 경부골절(Femoral neck fracture)로 수술 후 입원 중입니다. 당신은 병실을 지나던 중 보호자가 도움 요청 소리를 듣고 환자에게 다가갑니다. 치료해보세요!

〈시나리오 흐름에 따른 학습성과를 평가해 보세요〉

<table>
<tr><th>리듬 과정</th><th>학습성과</th><th>추가 고려사항</th></tr>
<tr><td>리듬 부착 전</td><td>1</td><td></td></tr>
<tr><td>VF</td><td>2</td><td rowspan="4">6</td></tr>
<tr><td>VF</td><td>3</td></tr>
<tr><td>PEA</td><td>4</td></tr>
<tr><td>PEA</td><td>5</td></tr>
<tr><td>Sinus tachycardia (HR 110회/분)</td><td>7</td><td></td></tr>
</table>

(추천) 학습성과: 1) A, B, C, D, E 2) G, H, I, L 3) J, H, I, N 4) J, K, H, D, L 5) J, K, H, D 6) F, O, P, Q, R 7) S, T, U, V

시나리오 # 2

응급실 상황입니다. 60대 환자가 온몸에 식은땀을 보이며, 가슴 부위를 문지르면서 당신에게 다가와 도움을 요청합니다. 당신은 가까운 침대로 환자를 안내한 후 심전도 검사를 시행하려는 찰나에 환자가 seizure like movement를 보입니다. 치료해보세요!

〈시나리오 흐름에 따른 학습성과를 평가해 보세요〉

리듬 과정	학습성과	추가 고려사항
리듬 부착 전	1	
VF	2	6
VF	3	
VF	4	
PEA	5	
Sinus rhythm (leads II, III, aVF에서 ST 분절 상승/ HR 75회/분)	7	

(추천) 학습성과: 1) A, B, C, D, E 2) G, H, I, L 3) J, H, I, N 4) J, H, I, M, L 5) J, K, H, D 6) F, O, P, Q, R 7) S, T, U, V

시나리오 # 3

병원 화장실에서 의식이 없는 50대 환자를 순찰요원이 발견하였습니다. 순찰요원은 환자를 침대에 옮겨 응급실로 데리고 왔습니다. 환자의 외관적 모습은 마른 상태로 전반적으로 Jaundice을 보입니다. 환자 얼굴과 옷에 다량의 피와 구토물이 묻어 있습니다. 치료해보세요!

〈시나리오 흐름에 따른 학습성과를 평가해 보세요〉

리듬 과정	학습성과	추가 고려사항
리듬 부착 전	1	
Asystole	2	6
Asystole	3	
PEA	4	
VT	5	
Sinus bradycardia (HR 45회/분)	7	

(추천) 학습성과: 1) A, B, C, D, E 2) G, H, D, L 3) J, H, D, N 4) J, K, H, D, L 5) J, K, H, I 6) F, O, P, Q, R 7) S, T, U, V

시나리오 # 4

전신 쇠약감과 오심, 구토 증상으로 응급실에 내원한 45세 환자입니다. DM, HTN, ESRD로 HD를 받는 환자로 당일 4시간 전 HD를 하였습니다. 내원 시 환자 혈압은 60 mmHg 촉지, 심박동수는 35회/분으로 모니터 상 Wide QRS의 형태를 보입니다. 갑자기 문진 중 환자의 반응이 없어졌습니다. 치료해보세요!

〈시나리오 흐름에 따른 학습성과를 평가해 보세요〉

리듬 과정	학습성과	추가 고려사항
리듬 부착 전	1	
PEA	2	6
PEA	3	
VF	4	
VF	5	
Wide QRS bradycardia (40회/분)	7	

(추천) 학습성과: 1) A, B, C, D, E 2) G, K, H, D, L 3) J, K, H, D, N 4) J, H, I, L 5) J, H, I 6) F, O, P, Q, R 7) S, T, U, V

시나리오 # 5

86세 환자로 2일 전부터 열과 심한 허약감, 어지러움, 구토, 설사 등을 호소합니다. 환자는 매우 불안정한 상태로 중심정맥관(central line)을 시도하였습니다. 여러 차례 시도 후, 쇄골하정맥에 삽관을 성공하였습니다. 환자의 상태를 감시하던 중 서서히 시작된 호흡곤란, 그리고 매우 불안정 상태를 보이다 의식이 소실되었습니다. 치료해보세요!

〈시나리오 흐름에 따른 학습성과를 평가해 보세요〉

리듬 과정	학습성과	추가 고려사항
리듬 부착 전	1	
Asystole	2	6
PEA	3	
PEA	4	
VF	5	
Sinus tachycardia (HR 110회/분)	7	

(추천) 학습성과: 1) A, B, C, D, E 2) G, H, D, L 3) J, K, H, D, N 4) J, K, H, D, L 5) J, H, I 6) F, O, P, Q, R 7) S, T, U, V

시나리오 # 6

응급실 상황입니다. 55세 환자로 heavy smoker입니다. 최근 체중 감소와 신체활동 시 호흡 곤란으로 활동이 어려웠다고 합니다. 환자는 마른 체형을 보이며 입술을 오므린 채 간간히 질문에 대답을 하나 안절부절한 상태를 보입니다. 환자는 전반적으로 pinky하며 호흡보조근을 통한 호흡과 JVD가 있습니다. 환자의 의식이 갑자기 소실되었습니다. 치료해보세요!

〈시나리오 흐름에 따른 학습성과를 평가해 보세요〉

리듬 과정	학습성과	추가 고려사항
리듬 부착 전	1	
VF	2	6
VF	3	
Asystole	4	
PEA	5	
Irregular narrow QRS tachycardia (HR 160회/분)	7	

(추천) 학습성과: 1) A, B, C, D, E 2) G, H, I, L 3) J, H, I, N 4) J, H, D, L 5) J, K, H, D 6) F, O, P, Q, R 7) S, T, U, V

시나리오 # 7

응급실 상황입니다. 보호자에 의하면 5년 전부터 major depressive disorder가 있었으며 최근 유독 힘들어 하였다고 합니다. 3일 전 마지막 연락을 한 후, 연락이 되지 않아 환자 집에 방문하였더니 쓰러진 채로 발견되었다고 합니다. 치료해보세요!

〈시나리오 흐름에 따른 학습성과를 평가해 보세요〉

리듬 과정	학습성과	추가 고려사항
리듬 부착 전	1	
Asystole	2	6
Asystole	3	
PEA	4	
VT	5	
QRS wide tachycardia (HR 150회/분)	7	

(추천) 학습성과: 1) A, B, C, D, E 2) G, H, D, L 3) J, H, D, N 4) J, K, H, D, L 5) J, K, H, I 6) F, O, P, Q, R 7) S, T, U, V

시나리오 # 8

운전자 T.A로 내원한 35세 환자입니다. 내원 시 환자의 혈압은 70 mmHg로 촉지되며 JVD를 보입니다. 환자의 모니터 상 불규칙한 리듬과 QRS complex의 amplitude가 감소되어 있는 특징이 보입니다. 환자 평가 중 갑자기 환자의 반응이 소실되었습니다. 치료해보세요!

〈시나리오 흐름에 따른 학습성과를 평가해 보세요〉

리듬 과정	학습성과	추가 고려사항
리듬 부착 전	1	
PEA	2	6
VF	3	
VF	4	
VF	5	
Bradycardia (HR 45회/분)	7	

(추천) 학습성과: 1) A, B, C, D, E 2) G, K, H, D, L 3) J, H, I 4) J, H, I, L, N 5) J, H, I, M 6) F, O, P, Q, R 7) S, T, U, V

시나리오 # 9

공원에서 발견된 60대 homeless 환자입니다. 지나가던 행인이 움직임이 없다고 신고되어 응급실에 내원하였습니다. 최근 일주일 동안 폭설과 영하의 날씨를 보였습니다. 치료해보세요!

〈시나리오 흐름에 따른 학습성과를 평가해 보세요〉

<table>
<tr><th>리듬 과정</th><th>학습성과</th><th>추가 고려사항</th></tr>
<tr><td>리듬 부착 전</td><td>1</td><td></td></tr>
<tr><td>PEA</td><td>2</td><td rowspan="4">6</td></tr>
<tr><td>Asystole</td><td>3</td></tr>
<tr><td>Asystole</td><td>4</td></tr>
<tr><td>VF</td><td>5</td></tr>
<tr><td>Sinus bradycardia (HR 35회/분)</td><td>7</td><td></td></tr>
</table>

(추천) 학습성과: 1) A, B, C, D, E 2) G, K, H, D, L 3) J, H, D, N 4) J, H, D, L 5) J, H, I 6) F, O, P, Q, R 7) S, T, U, V

시나리오 # 10

기저질환이 없는 25세 환자가 가슴 두근거림과 가슴통증으로 내원하였습니다. 내원 10분 전 별다른 처치 없이 증상이 사라졌다고 합니다. 유년 시절 아버지가 심장질환으로 사망한 가족력이 있었습니다. 환자에게 시행하는 검사를 안내하던 중 갑자기 환자의 의식이 소실되었습니다. 치료해보세요!

〈시나리오 흐름에 따른 학습성과를 평가해 보세요〉

<table>
<tr><th>리듬 과정</th><th>학습성과</th><th>추가 고려사항</th></tr>
<tr><td>리듬 부착 전</td><td>1</td><td></td></tr>
<tr><td>VT</td><td>2</td><td rowspan="4">6</td></tr>
<tr><td>VT</td><td>3</td></tr>
<tr><td>VT</td><td>4</td></tr>
<tr><td>VT</td><td>5</td></tr>
<tr><td>QRS wide tachycardia (HR 150회/분)</td><td>7</td><td></td></tr>
</table>

(추천) 학습성과: 1) A, B, C, D, E 2) G, K, H, I, L 3) J, K, H, I, N 4) J, K, H, I, M, L 5) J, K, H, I 6) F, O, P, Q, R 7) S, T, U, V

Index

국문 찾아보기

영문 찾아보기

A

B

C

D

E

F

L

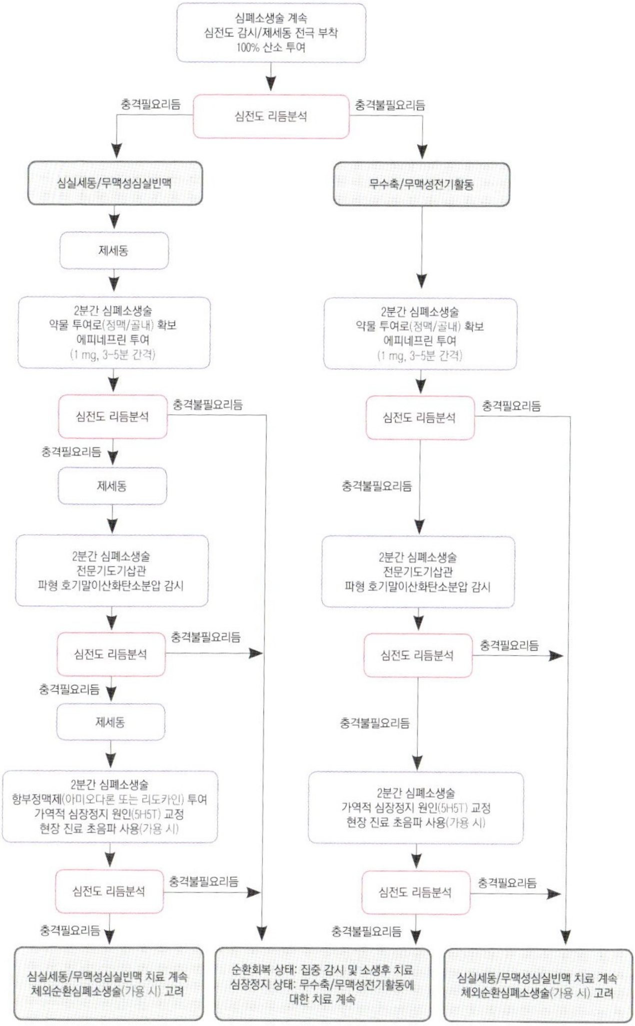
심폐소생술 계속
심전도 감시/제세동 전극 부착
100% 산소 투여
충격필요리듬
심전도 리듬분석
충격불필요리듬
심실세동/무맥성심실빈맥
무수축/무맥성전기활동
제세동
2분간 심폐소생술
약물 투여로(정맥/골내) 확보
에피네프린 투여
(1 mg, 3-5분 간격)
2분간 심폐소생술
약물 투여로(정맥/골내) 확보
에피네프린 투여
(1 mg, 3-5분 간격)
심전도 리듬분석
충격불필요리듬
심전도 리듬분석
충격필요리듬
충격필요리듬
제세동
충격불필요리듬
2분간 심폐소생술
전문기도기삽관
파형 호기말이산화탄소분압 감시
2분간 심폐소생술
전문기도기삽관
파형 호기말이산화탄소분압 감시
심전도 리듬분석
충격불필요리듬
심전도 리듬분석
충격필요리듬
충격필요리듬
제세동
충격불필요리듬
2분간 심폐소생술
항부정맥제(아미오다론 또는 리도카인) 투여
가역적 심장정지 원인(5H5T) 교정
현장 진료 초음파 사용(가용 시)
2분간 심폐소생술
가역적 심장정지 원인(5H5T) 교정
현장 진료 초음파 사용(가용 시)
심전도 리듬분석
충격불필요리듬
심전도 리듬분석
충격필요리듬
충격필요리듬
충격불필요리듬
심실세동/무맥성심실빈맥 치료 계속
체외순환심폐소생술(가용 시) 고려
순환회복 상태: 집중 감시 및 소생후 치료
심장정지 상태: 무수축/무맥성전기활동에 대한 치료 계속
심실세동/무맥성심실빈맥 치료 계속
체외순환심폐소생술(가용 시) 고려

의식 확인: 양쪽 어깨를 두드려 환자의 반응을 확인

도움 및 제세동기 요청

호흡 · 맥박 동시 확인: 의료인에서만 해당. 10초 이내로 맥박과 무호흡 또는 비정상 호흡을 동시에 확인

- 리듬 확인: 2분 가슴압박 후, 리듬 확인 후 즉시 압박 교대, 리듬이 바뀌면 맥박 확인, 맥박이 있으면 혈압 등의 전체 활력징후 측정

제세동 시 전기 에너지량: Biphasic 120-200 J

가슴압박: 가슴뼈의 아래 1/2지점, 5 cm 깊이, 100-120회/분, 강하고 빠르고 깊게, 완전한 이완, 최소 중단(제세동 시만 중단)

- 제세동 후 리듬 /맥박 확인 없이 바로 시행
- $ETCO_2$가 10 mmHg 미만 또는 이완기 동맥압이 20 mmHg 미만인 경우 가슴압박을 충실하게 지시 또는 가슴압박 교체

IV/IO: 가슴압박을 효율적으로 할 수 있을 때 신속하게 시행, 전문기도 확보보다 우선시

전문기도 확보와 환기: 가슴압박을 효율적으로 할 수 있을 때 신속하게 시행

- 6초마다 1회의 환기(10회/분, 가슴압박 10-12회마다 1회), 환기백의 1/3만(과환기 금지)
- 전문기도 확보가 되지 않는 경우 가슴압박 대 인공 호흡비는 30:2

약물: 투여 방법은 일시 주사 후 생리식염수 20 mL 추가 주입(bolus IV push and flushing)

- Epinephrine 1 mg 3-5분마다[또는 가슴압박 두 번 교대(4분) 시]
- Vasopressin 40 IU 1회(첫 번째 또는 두 번째 epinephrine 대체 가능)
- Amiodarone 300 mg (D/W 20-30 mL에 희석), 필요시 150 mg (D/W 20-30 mL에 희석) 2차 투여
- Lidocaine 1-1.5 mg/kg, 필요시 0.5-0.75 mg/kg 2차 투여
- Sodium bicarbonate, $CaCl_2$, steroid, antidote 등은 적응증이 되는 경우에 한하여 투여

심장정지의 가역적 요인(5H's & 5T's): 심장정지 리듬에 관계없이 신속하게 찾으려고 노력

5H's	5T's
Hypovolemia	Tension pneumothorax
Hypoxia	Tamponade, cardiac
Hydrogen ion	Thrombosis, coronary
Hyper/Hypokalemia	Thrombosis, pulmonary
Hypothermia	Toxins

자발순환회복과 이후 절차:

- 맥박 촉지, 갑자기 $ETCO_2$가 30-40 mmHg 이상으로 증가 및 유지될 경우 추가 확인
- 혈압, 산소포화도, 혈액 및 영상검사 진행, 심장정지 재발 대비, 중환자실 확보, 소생 후 통합치료
- 필요시 조기 관상동맥조영술 및 목표체온유지치료